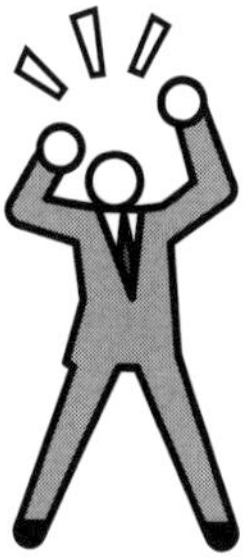

男のヘルスマネジメント大全

Men's Health Guide

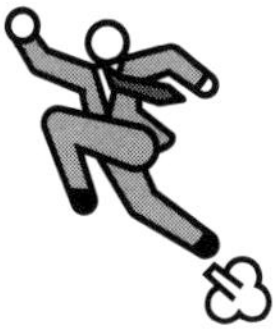

Masatoshi Ishikawa
石川雅俊

クロスメディア・パブリッシング

プロローグ

病気というリスクを回避する、ヘルスマネジメントの意味

あなたは今、自分の身体《からだ》とどのように向き合っていますか？

仕事に取り組むときと同様の熱量をもって、ヘルスマネジメントに臨んでいるでしょうか？

仕事のプロジェクトを進めていく場面では、当然のように幅広い知識と情報を集め、それらを精査して綿密なプランを立て、妥協なく取り組んでいることでしょう。また家族旅行などのレジャーや、熱中している趣味に関しても同様だと思います。

ところが、自分の健康についてはどうでしょう？　信頼できる健康知識を収集してマネジメントプランを立て、「全力で仕事に取り組める身体」「思い切り人生を楽しめる身体」「大切な人を守り幸せにできる身体」の実現に取り組んでいる方は、残念ながらほんのひ

と握りです。

つい忘れがちなことなのですが、自分にとって理想的な「ＱＯＬ（Quality of Life：生活の質）」を求めるなら、まず本気で身体と向き合うことが必要です。

実際に、大きな成功を手にしている方々は、決して自分の健康管理をおろそかにしません。人間ドック、健康診断、かかりつけ医の診療を定期的に受けて身体の状態を〝見える化〟し、疾患を発症前の「兆候」の段階でとらえます。そして科学的根拠にもとづいた治療やケア（Evidence-Based Medicine／Health Care）を実践し、ライフスタイルを組み直しています。

自覚していないレベルの変調をいち早く把握して適切な対処をすることで、病気発症のリスクを最小限に抑えることはもちろん、つねに「最高の体調」を整えることで「最高のパフォーマンス」を発揮し、「最高の成果」を実現しているのです。

こういった、健康に対するスマートかつ積極的な取り組みは、スマートなビジネスパーソンたちに共通している、非常に重要な習慣です。

私たちの人生には、さまざまな目標、プランがあります。「世界に通用するビジネスパーソンとして活躍したい」「経済的に豊かになって人生を謳歌したい」「自分の才能を開花させたい」「豊かで幸せな家庭を築きたい」「いつまでも健康的な生活をしたい」――。

健康状態が悪ければ、あなたの能力を最大限に発揮することはできません。もちろん、人生の目標やプランの達成度も確実に低下します。しかし実際には、具体的な目標やプランにばかり意識が向き、基盤となる健康状態に無頓着な方が多いのです。

あなたが理想のライフスタイルや、自分なりの成功のヴィジョンを実現するには、フィジカルとメンタルのマネジメント、とくに男性であれば「男の健康医学」に着目したヘルスマネジメントが重要です。

というのも、男性と女性には「身体の構造」「心理的な特徴」「行動の傾向」に違いがみられるからです。そのため、男性特有の病気をはじめ、罹患《りかん》しやすい病気や症状、予後が女性より不良な病気が存在します。これらをしっかり心得ておくことで、健康レベルを効果的にマネジメントすることが可能になります。

たとえば男性の罹患率が高い**ストレス性疾患や生活習慣病**に対しては、日頃から警戒感を持ち、兆候に注意したり、生活習慣を適切にコントロールしたりする必要があるでしょう。また**糖尿病や慢性腎疾患**は、男性のほうが予後不良であるため、早期発見と治療の継続が重要になります。

ほかに男性の更年期障害や、男性ホルモンの異常による病気についても知っておくことが望まれます。実は「やる気、集中力、記憶力が低下した」と受診してうつ病の治療を受けている方の中には、メンタルの問題ではなくホルモンの異常が原因であるケースも少なくないのです。

男としての人生を伸び伸びと謳歌するため、それを支える健康知識を充分身につけ、予防策を講じたり、効果的な治療法を選択するなど、適切なアクションにつなげたいものです。

本書では、こういった**「男の不調」「男の病気」に焦点を当て、重要な知識をピックアップし、あなたの健康をランクアップしていく実践法とともにお伝えしていきます。**もちろん本書は男性のみならず、パートナーの健康を気遣う女性にも、大いに参考にしていただけるでしょう。

私がこのようなテーマの書籍を出版したのは、診療経験の中で、いくつかの問題を強く実感したからです。

＊　＊　＊

私は研修医時代、心臓カテーテルの手術件数が日本でトップの病院に勤務していました。次から次へと訪れる心筋梗塞などの患者さんの診療に携わる中で、「どうしてこんなに不健康な状態になるまで放っておくのだろう」「もっと健康管理の重要性を知ってほしい」と、予防医学やその啓発の必要性を痛感していました。

その後、内科医として臨床の現場に出てからも、健診で異常を指摘されたのに放置して受診しないケースや、せっかく受診して治療を始めてもそれを中断してしまうケースが、とくに30代、40代の男性に多くみられたのです。これには医師として忸怩《じくじ》たる思いがありました。そんな問題意識もあり、2018年に自身のクリニックを開院したのです。

現在、私が運営している「まめクリニック」は、新宿、池袋、渋谷、九段下、新橋など東京都心のターミナルを中心に、台湾の台北市など、国内外8拠点において、ビジネスパーソンに対する**プライマリ・ケア**（Primary Care）を提供しています。

土日診療、および夜間診療（22時まで）を実施し、**内科を中心とした総合診療**を展開。現在では患者さんのニーズに応え、にんにく注射や性感染症の診療、EDやAGAの治療、新型コロナウイルスのPCR検査、予防接種など、各種専門医による幅広い医療サービスをおこなっています。Webでの予約や問診、結果報告などを取り入れることで、待ち時間を10分以内に抑えており、LINEによる医療相談やオンライン診療・訪問診療にも対応しています。

こうした診療スタイルを、私は**「スマートクリニック（Smart Clinic）」**と呼んでいますが、「職場の近くにある」「待ち時間が短い」「なんでも診てもらえる」「ICTを活用する」という利便性を追求した医療施設です。**カジュアルに利用できるクリニックを運営することで、忙しいビジネスパーソンの身近な存在となり、彼らの健康を支え、活躍に貢献することを使命と考えています。**

「人生100年時代」といわれ、男性の平均寿命は81・4歳、健康寿命は72・7歳まで延びています。かつてのような「40代になればオジさん」「60歳で定年を迎える」といったライフプランニングは通用しません。今後は、少子化やGDP低下の影響もあり、低収入のため働き続けるしかない人が増えるでしょう。他方で、いくつになっても若々しくアグレッシブに活躍できる人も増えていきます。いずれにせよ「身体が資本」なのは、間違いありません。時代にフィットした将来図を描き、若々しく健康な身体づくりを、ぜひ今からスタートさせましょう。

病気というリスクを回避させるヘルスマネジメントは、これからの時代に欠かせない「男の教養」のひとつです。本書を通じてその秘訣を身につけていただき、人生をより充実させ、満足して生きていくために役立てていただきたいと願っています。

石川雅俊

第1章
男の進化系ヘルスマネジメント

第2章
〝生活習慣病〟を攻略して健康長寿を実現する

第3章 人生の開拓力は〝ホルモン〟で決まる

第4章

〝性感染症〟の予防と対策は男のマナー

治療の鉄則は〝パートナーと一緒〟に〝治しきるまで〟……208

何としてもかかりたくない人の徹底予防法……215

第1章

男の進化系ヘルスマネジメント

MEN'S HEALTH GUIDE

〝時代遅れの健康観〟が男の人生を台無しにする

〝不健康〟が男らしさの象徴だった時代からスマートヘルスケアの時代へ

医学の世界はまさに日進月歩、続々と健康や医療に関する新しい知見が登場している。時代が変われば人々の生活が変わり、価値観も変容する。こういった流れとともに、健康観も大きく様変わりしている。

あなたのヘルスマネジメントは、こうした変化に乗り遅れてはいないだろうか？

男の健康観の変遷を、過去から現在にわたって眺めてみよう。

ひとつの〝昔話〟として、あなたもこんなエピソードを耳にしたことがあるかもしれない。現在の経営層が若手だった時代には、不健康であることが武勇伝のように語られる文化があった。

たばこをチェーンスモーキングしながら山のような仕事をこなし、「お酒を飲むのも仕事のうち」と連日のように飲み歩き、深夜に帰宅。仕事の状況によっては、ひと晩、ふた晩の徹夜も辞さない。子育て参画どころか家庭をかえりみる余裕などなく、残業時間の多さや睡眠時間の短さ、体調の悪さを自慢するという激務自慢、徹夜自慢、病気自慢があたりまえ。

そしてこのようなスタイルが、一種の「男らしさ」の象徴にもなっていた。


しかし現在、世の中の健康観は一変している。

不健康であることは、カッコ悪い。見た目として「美しくない」「だらしがない」「頭も身体も鈍そうな印象を与える」などデメリットが多いし、不摂生な生活をして不調が起これば、仕事のパフォーマンスにダイレクトに影響する。

さらに家庭を持ちながら、それをないがしろにする人や、ワークライフバランスを考えもせず激務に励む人は、信頼も尊敬もされづらい。

たばこを吸っている人に対しては「この期に及んで」と冷たい視線が送られ、お酒に呑まれて失敗する人は「残念な人だな」と憐れみを向けられる。

そんな今、健康意識が比較的高い人々は、どのようなヘルスマネジメントをおこなっているのだろう？

多くみられるタイプとしては、定期的にジム通いをしたり自宅の一角をホームジムにし、トレーニングで脂肪を落とし、筋肉をつけ、腹筋を割る。

さらに大きな目標を設定して、メジャーなマラソン大会などにエントリーする。

歯の治療やチェックには定期的に通い、健康診断ももちろん欠かさない。

食事のときは糖質や脂質のボリューム過多に気をつけ、アルコールの量もコントロールする。加えて、気になるサプリメントは複数とっている。

さらに薄毛、口臭・体臭など、身だしなみも気にかける。

これは一見、進んだ健康観に沿った、進んだヘルスマネジメントに思えるかもしれない。

しかし医学の知識や技術も、そして健康情報も日々進化している。こまめにアップデートしていないと、過去の誤った情報のまま、逆効果の健康法を実践する、少々〝時代遅れ〟なヘルスマネジメントになっている可能性もある。

最新のエビデンスにもとづいた合理的かつスマートなヘルスマネジメントには、特定の要素があり、最小の努力で最大の効果を得ることを目標としている。それらを紹介する前に、まずはあなたの健康意識を細かくチェックしておこう。

努力しても「効果なし」「逆効果」かも？ 取り組みの不正解10パターン

以下にまとめたリストは、健康に対する考え方や姿勢のうち、男性に非常によくみられるものだ。先にお伝えしておくと、すべてダメな、あるいは問題をはらんだ思考パターン、行動パターンばかりを集めている。自分に当てはまるものがいくつあるか、現状をしっかり把握しておこう。

①根拠のない自信を持つ・健康に無頓着である

「根拠のない自信」は、男の特徴のひとつだ。これがあるから仕事でも恋愛でも冒険的、挑戦的な行動をとることができ、ときに大きな成果が得られるのも事実だろう。

しかしこれは若さ、言い換えれば思考の未熟さの現れでもある。若手のビジネスパーソンが、「根拠のない万能感」を持つのと一緒だと理解しておいたほうがいい。

とくに健康においては、「根拠のない自信」は文字どおり命取りになることがあるので、油断や過信は禁物だ。病気になってから慌てるのではなく、健康知識を身につけ、自分の身体の現状把握を定期的におこなって、疾患の予防につとめたい。

②嫌なことを避けがち

もうひとつのよくみられるタイプとして、「アルコールや食事の制限はしたくない」「運動しないでサプリメントと健康食品だけで結果を出そう」など、自分にとって嫌なこと、苦痛なことを避けるケースが見受けられる。言うまでもなく、このやり方では効果が出にくいばかりか、逆効果になるケースも少なくない。

ケアやトレーニングの手法は、それぞれ目的や効果が異なるものだ。そのため、**自分の**

目的を明確にし、それに適した手法を選び、最善の組み合わせを図ることで、結果を出せるプランが実現する。好き嫌いや思いつきでおこなうのではなく、プランをデザインする意識を心がけよう。

③やることが継続的でなく、ムラがある

また行動にムラがある人も多い。一時期だけ集中してトレーニングやケアをおこなって、飽きたらやめる、一定の満足感が得られたらやめる、というパターンだ。時間やお金の投資対効果が出にくく、健康上のデメリットを被ることもある。とくに「太るだけ太ってからダイエットする」というサイクルを何度も繰り返すケースは、健康上、最悪なので要注意だ。

リバウンドを繰り返すと、動脈や骨格に負担がかかるだけでなく、脂肪肝になる場合がある。極端な食事制限で基礎代謝が大幅に落ちてしまうと「低栄養性脂肪肝」になり、その後リバウンドする過程での暴飲暴食が、重症化に拍車をかける。

また**臨床心臓病学の専門誌『クリニカル・カーディオロジー』に掲載された論文によると、生涯に5回以上リバウンドを経験した人は、その過程で心臓にダメージを受けた可能**

性があると指摘されている。

さらに免疫系にも長期にわたる影響があり、ドイツの国立がんセンターでがん予防外来のディレクターを務めるコーネリア・ウーリッヒ博士によると、5回以上リバウンドをした人は、免疫細胞であるNK（ナチュラルキラー）細胞の数が減少し、その活動量が3分の1に低下したと報告されている。

④やることが無茶で突発的

似たタイプとして、「いきなりジムに入ってハードなトレーニングをする」「突然、トライアスロンの大会にエントリーする」など、突発的に無茶な目標を立てるケースもみられる。

ハードな運動は、トレーナーや専門家の指導を受けないと、けがや故障、病気の原因にもなりかねない。肥満の人はある程度、体重を落としてから走るべきだし、基礎体力がなく指導者もいない環境下でのハードな筋トレは筋骨格系の故障リスクが高い。

また**準備期間をとって、日常の生活活動量「NEAT（非運動性熱産生）」を増やしてから始めるほうが賢明だ。**通勤時にひと駅分歩く、エレベーターやエスカレーターを使わずに歩くなど、NEATを増加させる工夫をひと月ほど続けることで、基礎的な筋肉の強化と基礎代謝アップが図れ、その後のトレーニングの効果も出やすくなる。するとモチベーションも容易に保たれるので、トレーニングの継続を後押ししてくれるだろう。

⑤限度を超えてやりすぎる

さらに、ランニングやジム通いなどを、限度を超えてやりすぎるタイプの人もいる。これは、目標をクリアすることに意識が集中してしまい、肝心の「健康になる」という目的を見失っている場合が多い。

ひとつの原因としては、**ハードなトレーニングによって脳内で分泌される神経伝達物質ドーパミン、あるいは有酸素運動によって分泌され、ランナーズハイなどを引き起こす覚醒作用があるホルモン、エンドルフィンに対して、依存症的な状態になっている可能性も考えられる。**雪の日でも嵐の日でも風邪をひいていても「走らないと気がすまない」という人は要注意だ。

⑥一点集中型でトータルマネジメントをしない

ほかに一点集中型のケアやトレーニングも、問題を生じさせることが多い。よくみられるのは「腹筋をつけること」「体脂肪率を下げること」にやっきになってしまうパターンだ。しばしば**トップアスリートの極端に低い体脂肪率が話題にのぼるが、これは免疫力を低下させ、感染症をはじめ全身の健康に不利益が生じるので考えものだ。**

また身体の一部に長期間、負荷をかけ続けると、筋や腱、靭帯、骨、軟骨などの障害が起こる「オーバーユース症候群」になる可能性がある。アマチュアマラソンの世界では、統計上のデータをもとに「1カ月に走る距離は200キロメートル以内に抑える」という目安が定説となっているが、このラインを超えるとけがや障害の発生率が一気に高まることがわかっているためだ。

健康は、身体をむやみに酷使することで実現するものではない。また局所的なケアやトレーニングだけでは真に健康になることはできない。全体的視点を見失わずトータルで強化するよう意識することが重要だ。

⑦目先のことしか考えない

身体に関して全体的視点を持つことと同様に、時間に関して長期的視点を持つことも大切だ。目先のことしか考えない人は、「筋トレで成果が出た」「毎日ランニングで爽快」と満足してしまいがちだが、トレーニングやケアの長期的影響について知っておく必要がある。

前述したオーバーユース症候群のほかにも、**身体を酷使するとダメージが蓄積して、老化の促進や、心臓への負担など全身状態への深刻なリスクも考えられる。**たとえば有酸素運動であるマラソンをハードにおこない続けると、狭心症や心筋梗塞をはじめとする虚血性心疾患や不整脈など、循環器系の異常を起こすケースが増加することが知られている。

運動は強度・運動量・頻度を適切に設定しデザインすることで、長期的な健康が保たれることを心に留めておこう。よくトップアスリートに憧れ、彼らを参考に厳しいトレーニングをおこなっている人がみられるが、アスリートは決して健康ではないし、健康になるためにスポーツをおこなっているわけでもない。むしろ健康を犠牲にしてでも成し遂げたい目標があって、ハードな運動に打ち込んでいることを忘れないようにしたい。

⑧現状把握をしない

もうひとつの好ましくないパターンは、現状把握をしないままケアやトレーニングを実践してしまう人だ。当たり前のことだけれど、必要なヘルスケアは人によって異なる。慢性の貧血で体調不良の人が温泉療法をおこなってもあまり意味がないし、腎臓に問題が潜んでいる人が健康のために毎日バナナを食べたら高カリウム血症を起こしてしまうかもしれない。自分に適したものを知るには、まず現状を詳細に把握することが欠かせない。

たとえば多くの人は健康診断を受けても、精密検査の指示さえなければ大丈夫と思い込み、標準値を超えた数値があってもさほど気にしない。しかし**血液検査の結果には、自分にどのような傾向や潜在リスクがあるかを知る、重要な手がかりが数々潜んでいる。**それらを理解したうえで、食生活や運動習慣などの現状も把握し、適切なケアを選びたい。これは病気の予防につながる、非常に重要なポイントだ。

⑨医学的エビデンスの有無を気にしない

ほかにエビデンス、つまり科学的根拠を軽視する姿勢も問題だ。つい広告にのせられて、自分に必要かどうかもわからないサプリメントや健康食品に手を出し、「自分は健康に気を遣っている！」「これで大丈夫」と安心してはいないだろうか？　あるいは古い健康情報をうのみにして、間違ったケアやトレーニングに励んではいないだろうか？

健康法・トレーニング法の「正解」は日々、進化しているので、知識のこまめなアップデートが必要だ。たとえば**「食事はかならず1日3食とる」「健康維持には1日1万歩」などは、現在では正解とは言い切れない健康情報となっている。**

⑩独力でなんとかしようとする

最後にお伝えしておきたいのは、「ネットで情報を調べれば大丈夫」と考え、とにかく独力でヘルスマネジメントをおこなおうという姿勢についてだ。運よく問題が起きなければいいし、自分で主体的にマネジメントしようという意思自体は素晴らしいことだ。ただし、もっとも安全かつ「最小の努力で最大の効果」を求めるなら、やはりトレーナーや医師など専門家のサポートを受けることをお勧めする。

すでにお伝えしたとおり、ケアやトレーニングなど、健康状態に少なからず影響を及ぼす活動は、「何でもいいからやればかならずプラスになる」というものではない。ベネフィットを求めたつもりがダメージを負う、ということは頻繁に起きる。そのため、**詳細・**

緻密な現状分析、改善プランの立案、プラン実行中の評価分析などを、専門家の手を借りておこなうことが望ましい。

ここまでに、健康への意識や取り組み姿勢に関する問題点とその解決策を取り上げてきた。重要なポイントをまとめると、**①最新のエビデンスにもとづくこと、②全体的視点を持つこと、③長期的視点を持つこと、④不調に迅速に対処し病気を予防すること、⑤専門家のサポートを効果的に活用すること、という5つに集約できると思う。**

では次のステップとして、マネジメントのプランを組み立てる基礎的な考え方、「時代にフィットした健康観」について、重要な点をお伝えしていこう。

健康への不正解の取り組みと解決策

	不正解の取り組み		解決策
①	根拠のない自信を持つ、健康に無頓着である	→	**健康知識を身につけ、自分の身体の現状把握を定期的におこなって、疾患の予防につとめる**
②	嫌なことを避けがち	→	**好き嫌いや思いつきではなく、プランをデザインする**
③	やることが継続的でなく、ムラがある	→	**リバウンドしないよう、継続的なトレーニングやケアを心がける**
④	やることが無茶で突発的	→	**まずは、日常の生活活動量「NEAT（非運動性熱産生）」を増やすことから始める**
⑤	限度を超えてやりすぎる	→	**健康になるという目的を見失わない**
⑥	一点集中型でトータルマネジメントをしない	→	**全体的視点を見失わずトータルで強化する**
⑦	目先のことしか考えない	→	**運動は強度・運動量・頻度を適切に設定しデザインする。トップアスリートの真似をしない**
⑧	現状把握をしない	→	**血液検査で、自分の身体の傾向や潜在リスクを把握する**
⑨	医学的エビデンスの有無を気にしない	→	**健康知識を常にアップデートし続ける**
⑩	独力でなんとかしようとする	→	**トレーナーや医師のサポートを受ける**

まとめると……

- **最新のエビデンスにもとづくこと**
- **全体的視点を持つこと**
- **長期的視点を持つこと**
- **不調に迅速に対処し病気を予防すること**
- **専門家のサポートを効果的に活用すること**

“人生100年時代”を余裕で生き抜く基礎知識

老化は予防可能な「病的状態」、積極ケアで若く長く生きよう

人間の生物としての最大寿命は、およそ120年。これはヒト細胞が分裂できる回数の限界「ヘイフリック限界」の知識にもとづいて、考えられている。実際に、長寿世界一のタイトルを獲る人々は、120歳前後の年齢だ。

年々、この最大寿命近くまで長生きする人々が増えている。これは喜ばしいことだが、中には「老後の人生が長くなるだけじゃないか」と心配になる人もいるだろう。

確かに、身体のあちこちに不調を抱え、世の中の楽しみを充分に味わえない状態で80歳からの40年を過ごすとしたら、それは憂うつなことだ。

しかし、その心配は不要かもしれない。この長くなった人生を健康で幸せに過ごすうえで、近年、明らかになった重要な事実がある。現在われわれが「老化」、つまり自然な加齢現象と思っていることの大部分は、実は病気、あるいは病的な状態によるもので、「予防可能」かもしれないということだ。

頭にはちらほらと白髪が目立ち始め、あるいは髪が抜けて頭皮が見えるようになる。その一方で耳や鼻には余計な毛が生え始め、顔には皺やシミが現れる。さらに両腕を伸ばし書類を遠くに離して読むようになり、人の名前や物の名前が出てこなくなる。おまけに内臓は疲れ果ててあちこちに不調が生じ、そのうちに加齢性疾患を発症する。加えて筋肉は弱って関節は痛み、自力での生活も難しくなっていく——。

こういった老化現象は、本来、起こるべき時期に起こっているのではなく、実は健康状態を害したために、かなり前倒しに起きている。要するに、「老化だから仕方がない」とあきらめることはない。治療とケアで「予防」も「回復」も可能かもしれないということだ。

実は、老化が病的状態であること自体は半世紀も前から知られていて、老化研究者でアメリカ医師会の権威でもあったウォルター・ボルツ医学博士は「人間という機械は、設計されたほどには長持ちしていない」と言い残している。

当時は老化に対する効果的な治療法が確立されていなかったが、その後、医学の進展によって、いくつかの老化現象に対する治療法が実現した。たとえば、かつては加齢性の骨密度低下について「骨量を増やすことはできない」とされていたが、それが投薬治療によって可能になった。

さらに近年、老化を極限まで抑制する可能性を持つ、非常にエキサイティングな研究結果が発表された。**動物実験において、全身の組織や臓器を若く保つだけでなく、若返らせる効果が示された物質が見つかったのだ。**これについては現在、ヒトへの臨床試験が進められ、一部結果も報告されているので、次章で詳しくご案内しよう。

最新の知識と技術を結集して老化を最大限遅らせることには、重要な価値がある。過去の「アンチエイジング（抗老化）医療」は、たんに「見た目」を若々しくするなど、老化を隠す美容領域のものが中心だった。そのせいで「老化は自然なこと。受け入れてはどうか」「老化に抵抗しようという考え方は、果たして健康的な思考なのか」と反発を覚えた人々も少なくなかったと思う。

実際に、代替医療を推進していた世界的に有名な医師、アンドルー・ワイル医学博士が「アンチエイジング」に対して「ヘルシーエイジング」という概念を提唱し、世界で支持されるムーブメントもあった。これは「潔く、優雅に年を重ねていこう」という提言だ。

しかし**「老化は自然な現象ではなく病的状態」という概念が提唱され、予防する手段も続々と開発が進められている今、ただ手をこまねいて老けていくのは、命を尊重する姿勢とは言えない。**

これからのアンチエイジングは、老化に抵抗するものではない。細胞レベルで老化を遅らせ、全身の組織や内臓、その機能をこれまでよりずっと長く、若々しく保つことが目的だ。これによって、数々の加齢性疾患も予防できると推測されている。

つまり健康で自立して活動できる「健康寿命」を延長することになる。

新たなアンチエイジング医療によって、長い人生を自由に満喫し、老年期以降も仕事やさまざまな活動を通じて社会に貢献していく――。これは「与えられた命を大事に使う」ことにほかならず、誰もが目指す目標となっていくかもしれない。

一流のヘルスマネジメントを心がける人にとって、すでにアンチエイジングは欠かせない視点となっている。そして人生100年時代を迎えていること、健康長寿のためのさまざまな医療が登場していること、こうした背景のもと、ヘルスマネジメントの方針も「健康のため身体を酷使して鍛えよう」という考え方から、「いかに身体を長持ちさせるか」という考え方にシフトしている。もちろん、ケアやトレーニングについても変わりつつある状況を迎えている。

〝我慢だらけ〟〝苦しいこと尽くし〟の健康法は卒業する

より健康になることを目指すなら、いろいろな欲求を我慢したり、苦しいトレーニングを継続したりすることが必要だ――。そんなふうに考えている人が大多数だと思う。

食欲を我慢する。ダラダラ怠惰に過ごしたい欲求を我慢する。噴き出す汗を飛ばしながら走る。歯を食いしばって筋トレをおこなう。そういった「我慢だらけ」「苦しいこと尽くし」の努力は、それが健康維持には不可欠だという思い込みから実践されている。

しかし、これからのヘルスマネジメントにおいて、苦痛や我慢はどんどん減少していく。ひとつの理由は先に述べたように、身体を酷使することのさまざまな弊害が明らかになり、ハードな運動が否定されるようになったことだ。


近い将来、プロテインをガブガブ飲んで筋トレに励むようなやり方は、〝時代遅れ〟という残念な評価を受けることになるかもしれない。


実際、運動に関しては科学的な研究が活発におこなわれていて、すでに安全かつ効果的に実践するための指針がさまざまに提供されている。

たとえば『アメリカ医師会誌』に掲載された論文では、運動量と運動頻度による死亡リスクについて6万4千人をサンプルに調査した結果、「充分な運動を週1～2回おこなえば、充分な運動を週3回以上おこなう人とくらべても、死亡率、疾患リスクともに、大差ない効果が得られる」と示している。

また筋トレの負荷の強さについては、「これ以上強くしないと効果がない」という「有効限界」と、「これ以上強くしたら故障などのリスクが高まる」という「安全限界」がある。体力がない人や中高年では、安全限界が下がっているので、安全に効果を出すことが難しい。

しかし筋肉研究の第一人者で、自身も日本ボディビル選手権大会優勝、世界大会第3位などの実績を持つ、東京大学・石井直方名誉教授の研究では、「低強度のトレーニングでも、ゆっくりしたスクワットなどの〝スロートレーニング〟をおこなうことで、高強度トレーニングと同じ程度の筋肥大効果がある」と明らかにされている。

今後は一層、このようなエビデンスに支持された、苦しさやけがのリスクを最小限にしたトレーニングが浸透していくだろう。

健康になるための「我慢」「苦痛」が軽くなるもうひとつの理由は、医療やサポート技術の進展だ。

かつて禁煙は、非常に成功率が低い、達成困難なテーマだった。禁煙を決意したものの、吸いたい気持ちを抑えられずに吸ってしまい、また禁煙のやり直し。そのプロセスではニコチン離脱症状によって不眠や抑うつを生じる患者さんも少なくなかった。

しかし現在、当院のデータでいえば、禁煙にチャレンジした患者さんのおよそ50％が成功をおさめている。これは処方している禁煙補助剤のサポートがうまく働いていると考えられる。

もちろん**禁煙もダイエットも、本人の意識を変え、生活習慣を変え、よい結果が持続されるよう導くことが基本だ。しかし苦しい思いをした末に結果が得られずあきらめてしまうような状況を、補助剤が救ってくれる。**これは充分に意義あることだ。

また高機能な体組成計、フィットネスマシンをはじめ、アップルウォッチや多様なスマートフォンアプリなど、ヘルスケアのサポートツールによって、食事、運動、生活習慣のマネジメントを手軽に、かつ合理的に進めることができるようになった。アプリを使用すると現状と推移が〝見える化〟され、問題点や効果のほどが理解しやすいし、強く印象に残る。またマネジメントがより合理的になると同時に、達成感という報酬も〝見える化〟されるため、やる気も一層アップする。

今後はこのように、不要な苦痛や面倒な作業を排除したヘルスマネジメントが推奨され、主流となっていくだろう。

病気未満の状態「未病」をとらえて賢く迅速ケアをしよう

自分の健康状態について「故障していなければそれでOK」と考える人は多い。自覚できるような症状がなければ、問題ないだろうという考えだ。そういった人は、「故障したら直す（＝病気になったら治療する）」つもりでいる。

しかし、いざ病気が発症してからでは、ダメージが大きすぎる。**苦痛を被り、治療のため決して少なくはない時間とお金を使い、日常生活や仕事にも支障をきたす。本格的な病気を発症するまで、のんびり待つメリットはひとつもない。**

慢性疾患は突然に生じるものではなく、発症するまでにそれぞれ一定の時間がかかり、そのプロセスではかならず変調が起こっている。この病気未満の状態「未病」の段階で問題を発見し、迅速にケアをする予防意識が重要だ。

未病のケアを目的に、生薬を活用した医薬品などを製造販売するメーカーの調査によると、30~50代の男性1200人のうち、「まったく健康で体調の悪さを感じない人」は、わずか17・8％。8割以上のビジネスパーソンが、病気とは言えないまでも体調が悪い「未病」の状態にあることがうかがえる。

未病の段階では、なんらかの体調不良を自覚しているが、どこがどう悪いのかわからない。病院に行くほどでもない、微妙な状態だ。しかし原因を明らかにして改善するため、こういった不調をきっかけに受診してほしい。普段、見過ごしている軽微な症状を手がかりに検査を受けることで、医師が潜在的な病気のリスクを指摘し、治療や指導をおこなってくれるだろう。

最高のコンディションを実現する健康管理の基本プロセス

味わったことのない健康状態を体感する！理想的な5つのプロセス

健康を気遣う人が多数派になりつつある現在でも、包括的なマネジメントを実行している人はごく少数派だ。やる気は充分でも、思いつきで実行したり、主観的な評価に終始したりするなど、効果を最大化する手法とは言い難い。

本章でお伝えした、健康に対する意識や姿勢に関する5つのポイントを思い起こしてほしい。①最新のエビデンスにもとづくこと、②全体的視点を持つこと、③長期的視点を持つこと、④不調に迅速に対処し病気を予防すること、⑤専門家のサポートを効果的に活用すること、という5つだ。

ヘルスマネジメントの全体像

① **データの可視化による現状把握**

↓

② **プログラムの作成**

↓

③ **プログラムの実行**（効果の推移を記録）

↓

④ **評価、プログラムの修正**

↓

⑤ **実行**

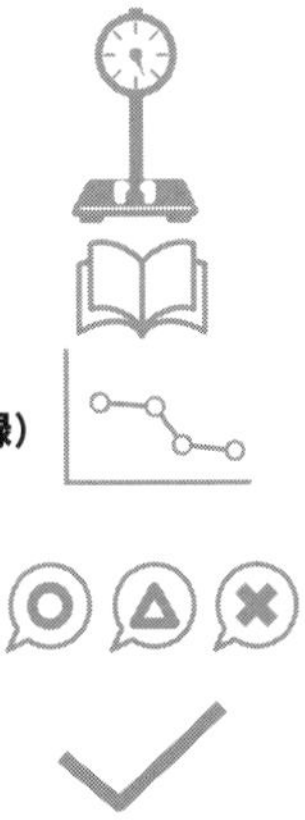

これを踏まえたうえで、ここでは理想的なマネジメントプロセスの、ひとつの基本サンプルを紹介しよう。

ヘルスマネジメントの全体像としては**「①データの可視化による現状把握」→「②プログラムの作成」→「③プログラムの実行（効果の推移を記録）」→「④評価、プログラムの修正」→「⑤実行」**という流れになる。

最初の段階で問題・課題を抽出し、優先順位をつけて目標を立て、実現するための行動策を包括的なプランとして立案し、実行していく。この進め方は、ビジネスのプロジェクト実行と、基本的には変わらない。

ただし目標達成後は「晴れて終了」ではなく、心身の良好な状態を維持するため、持続可能なゆるやかなプログラムを生活に定着させていくことになる。

①データの可視化による現状把握

まずは現状把握のために、データをそろえよう。医師の問診を受けて必要な検査を組んでもらい、メディカルチェックを受ける。この血液検査などの結果とともに、できればそれ以前の検査データも集め、これまでの経年変化や個人的な傾向を把握しておきたい。また「既往歴」「家族歴」も重要な情報だ。必要なデータをまとめると、おおよそ以下のようになる。

- 現在の検査データ
- 健康診断など過去のデータ
- 既往歴、家族歴
- 慢性の疾患・不調リスト、体質の傾向チェック
- 食習慣データ

- 運動習慣データ
- 睡眠習慣データ
- アルコール・たばこなど嗜好品の習慣と、それによる反応・不調
- ストレスチェック
- メンタルの疾患・不調リスト、精神的傾向のチェック

これらのうち「体質の傾向」「精神的傾向」については、自分で思いつく限り、リストアップしたものを用意しておき、医師に提出しよう。診断基準などを参考にした問診やチェックがおこなわれ、必要があれば検査を実施してくれるだろう。

また「ストレスチェック」を自身でおこなう場合は、できるだけ医学的観点から品質の高いチェック表を選びたい。厚生労働省が推奨する「職業性ストレス簡易診断システム」に準拠したものであれば信頼がおける。このチェックでは、診断結果として「ストレスの原因因子」「ストレスによる心身反応」「ストレス反応への影響因子」といったカテゴリー別に、個人のストレス状態がレーダーチャートの形で提示される。そして総合的に高ストレス状態かどうかが判定される。

ほかにアルコールやたばこなどの嗜好品については、「何を」「どのくらいの量」「どのくらいの頻度」でたしなむかだけでなく、心身に起こる反応についても洗い出しておきたい。たとえばアルコールなら、「飲んで記憶をなくすことがある」「飲みすぎると下痢をする」「飲んだ日はかならず睡眠中に無呼吸になって妻に起こされる」「ダメージが胃にくる」「酔うと暴言を吐くなど言動が粗暴になる」など、詳細に把握しよう。

また食習慣、運動習慣については、スマートフォンのアプリケーションやスマートウォッチなどのツールを有効活用し、一定期間のデータを収集、〝見える化〟しておくといいだろう。これについては次項でお伝えしたい。

②プログラムの作成

次のプロセスでは、収集したデータをもとに目標を立て、メニューを組み合わせてプログラムを作成する。この作業をおこなう際は、できれば医師に各問題の深刻度、緊急度を評価してもらったうえで優先順位をつけ、包括的かつ最適なプログラムを作成したい。

早急に医療の介入が必要な不調・疾患はもちろん最優先にする。そのほかのマイナートラブルについても、潜在リスクや緊急度の判断は医師に委ねるのが正解だ。

プログラムの項目は、基本的には「食事」「運動」「睡眠」「嗜好品の摂取コントロールや離脱」「ストレスマネジメント」、そして「医学的治療」が主領域となる。それぞれの最適な手法と目標を設定するには、自分にとって注力すべき領域だけでもよいので、専門家のサポートを受けることが望ましい。

ヘルスマネジメントプログラムでは、専門家は「コンサルタント」「アドバイザー」「コーチ」「トレーナー」などの役割を果たす。さらに、努力を間近で目撃する理解者でもあるため、苦楽を共有するコンパニオンとしても支えてくれるだろう。相性のよいパートナーができると、張り合いや楽しさを感じながら継続していくことができる。

たとえば運動については、ジムでおこなう筋トレなどのワークアウトのほか、ランニングや水泳をはじめとするエクササイズなど、多様な種目がある。目的を達成するうえで効果的なことが第一だが、楽しんで続けられそうな種目を選び、そのうえでパーソナルトレーナーをつけると理想的だ。

ワークアウトであればスポーツクラブのトレーナーに指導を受けてもいいし、個人でランニングトレーナーをつけることも可能だ。ちなみにランニングトレーナーは〝競技向け〟

の指導だけでなく、けがや故障を防ぎながら身体のコンディションを整え、パフォーマンスをアップさせるための指導もおこなっている。

一方、ストレスマネジメントについては、医療の介入が必要なければ、「NLP（神経言語プログラミング）」「コーチング」など、ビジネスパーソンに定評があるメソッドの中から、自分に合うものを探してみるのもいいだろう。これらはストレスマネジメントに役立つ思考法・課題解決スキル・コミュニケーションテクニック・精神的成長・能力開発などを目的としている。

また前述したように、禁煙やダイエットに関しては、医療の力を借りることもできる。たとえばダイエットを実行するなら、食欲の抑制や基礎代謝の向上を促す補助剤、GLP－1を併用すると、目標達成がスムーズになる。また腸内細菌叢《そう》のバランスを整える薬剤を服用することで、痩せやすい体内環境を整えるサポートも可能だ。安全性と有効性に日々、磨きをかけている医療をうまく活用していきたい。

③プログラムの実行

このプロセスでは、できるだけ快適に楽しくプログラムを実行し、とにかく「やめない」「継続する」ことを主眼に置く。そのためにはレコーディング、つまり実行したことと日々の心身の変化の記録をとることが重要になる。

現状および推移の〝見える化〟は、直感的な把握に役立ち、インパクトが強い。また成果がフィードバックされることで、モチベーションの維持にもつながりやすい。

かつて流行した「レコーディングダイエット」は、1日に飲食したものと体重や体組成、活動や運動の状況などをひたすら記録するだけのダイエット法だ。これがブームにまでなったのは一定の効果があったためで、ここにも「現状と推移の〝見える化〟」の効力がうかがえる。

記録には、やはりアプリやソフト、さらにそれらと連動した体組成計やスマートウォッチなどを活用すると、手軽なだけでなくデータのグラフ化なども自動でおこなわれ、より合理的に目標達成へと進んでいくことができる。

④評価、プログラムの修正

健康レベルをアップするためのプログラムでは、当初のプランに固執することはかならずしも正解とは限らない。一定の期間を経た後に、効果を評価するとともに、プログラムが適正であるかどうかを評価することも必要だ。

「続けられないほどつらい」「一般的なデータとくらべて、著しく効果が低い」「副反応が負担になっている」などの場合をはじめ、血液検査などでネガティブな変化がみられた場合も、手法を変更する、強度や頻度を変更するなど、計画の修正をおこないたい。

ただし多くのケアやトレーニングは、効果が表れにくくなる〝停滞期〟がある。この時期を我慢して乗り越えることが必要なのか、ほかの手法に変更したほうがよいのか、見極めが重要だ。こうした場面でも、医師やトレーナーなど専門家のアドバイスが受けられると、プログラムの最適化が容易になる。

こうして「評価、プログラムの修正」→「実行」→「評価、プログラムの修正」→「実行」というサイクルを定期的に繰り返しながら目標を目指し、プログラムを進行していく。

アプリやツールを有効活用して ラクラク合理的マネジメント

ヘルスマネジメントには、アプリやツールの有効活用がお勧めだ。とくにトレーナーや食生活アドバイザーなどをつけられない場合は、積極的に利用しよう。

中でも体重、体脂肪率、筋肉量の変化をこまめにモニターできる高機能な体組成計は、必需品のひとつに挙げられる。

製品によっては体脂肪率と筋肉量を、全身について測るだけでなく、左右の腕・足・体幹部など部位別に計測することができる。ほかに筋肉の質の評価点数、基礎代謝量、運動時の目標脈拍数、体内年齢まで把握することができ、非常に優秀なサポート力を発揮してくれる。

また、これらが数値として表示されるだけでなく、変化の推移がグラフ化されるなど、直感的に把握しやすい形に〝見える化〟される点も大いに役立つだろう。

体重と体組成のほか、モニターしておくべきおもな要素は、食事と運動、睡眠が挙げられる。これらについてもスマートフォンのアプリをはじめ、センサー、モニターつきのツールが有効だ。

たとえばスマートフォンで提供されている、食事のサポートアプリを使用すれば、1日に食べた料理を選んで入力するだけで、摂取カロリーや各種栄養素の分布が〝見える化〟

される。さらに翌日の食事に関するアドバイスや、1週間を単位にした評価分析、アドバイスをおこなってくれる。アプリによっては、食卓に並べた食事の写真を撮って送るだけでよく、手軽で続けやすい。

また睡眠についても、眠りにつきやすくなる「入眠サポート機能」、眠りが浅いレム睡眠の状態を感知して自然な目覚めを導く「目覚まし機能」、いびきや寝言、体動をチェックする「睡眠のクオリティ評価機能」など、スマートフォンの多彩なアプリが提供されているので、目的に合わせて選ぶといい。

一方、運動についてはさまざまなウェアラブルツールがあるが、中でもアップルウォッチをはじめとするスマートウォッチが優秀な働きをしてくれる。

アップルウォッチは、心電図、心拍数の測定、不規則な心拍の通知、転倒検出機能、血中酸素濃度測定、低心肺機能の通知、睡眠アプリ、スタンドリマインダー（長時間座ったままだと警告する機能）、呼吸アプリ（アニメーションと手首タップで深呼吸をガイドする機能）など、基本的な機能だけでも豊富なメニューがそろっている。

バイタルサイン（脈拍・血圧・呼吸・体温の数値兆候）を多角的に取得、記録することが可能なだけでなく、ワークアウト中の心拍数をチェックできるので、運動の負荷を確認しながら運動量の調整が可能だ。さらに身体の異常を検知したときのアラート機能がついているメニューもあるので、安全な運動管理をおこなううえでも頼りになる。

またアップルウォッチで取得したデータはすべてアイフォンのヘルスケアアプリに保存され、さまざまな角度からデータを確認、分析できる。自動的に、自分の健康に関するデータベースができあがるのも面倒がなくていい。

こういったツールを使用した、詳細かつ客観的なデータ取得は、効果を出すうえで断然、有利になる。少し食べ過ぎた翌朝、体重はどうなるのか。遅い時間に夜食をとった翌日にはどうか。睡眠不足が続いたときにも影響があるのか。スクワットを1カ月続けると、筋肉量と体脂肪、体重はどう変化するのか――。

そういった詳細な情報が、生活習慣やケア、トレーニングの小さな改善に役立ち、その効果が積み上げられていく。「今日はワークアウトを頑張ったから効いてるだろう」などの、主観的でザックリしたマネジメントをしている人と、大きな差がつくポイントだ。

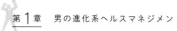

人生に差がつく〝時代の先〟を見据えた「男のヘルスマネジメント」

スマートトイレからスマート冷蔵庫まで健康を支えるテクノロジー

「最小の努力で最大の効果を出す、がんばらない健康管理」――これを力強く支える新たなテクノロジーは、続々と登場している。

実用間近な例でいえば、首筋に小さなセンサーパッチを張りつけるだけで、継続的に血圧、心拍数を追跡しながら、同時にブドウ糖、乳酸、アルコール、カフェインの血中レベルを測定する〝生化学的データデバイス〟が、すでに開発されている。

カリフォルニア大学サンディエゴ校の研究チームによれば、現段階では測定値を表示するには電源とマシンに接続する必要があるため、これをワイヤレスで実現することを目指しているという。実用化されれば基礎疾患がある人のヘルスマネジメントや患者の遠隔モニタリングなど、さまざまに活用の道が開ける。

またビジネス向けの健康管理ツールも、すでに各種リリースされている。ドライバー向けの「眠気」「心拍異常」「危険運転」アラートシステムをはじめ、工事現場などのフィールドワーカー向け「熱中症予防」「過剰負荷労働予防」システムなど、安全かつ効率のよい仕事を実現するようサポートするツールだ。

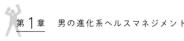

さらにスマートホームにも、ＡＩやＩｏＴを駆使した、健康管理に役立つツールが開発、採用されている。スマートホームといえば、不在時のドアの開閉や侵入、来客などを遠隔ユーザーに通知する「セキュリティ系」、スマートスピーカーと連動して、声で家電の操作をする「ホームオートメーション系」、自宅内にカメラや人感センサーをつけ、外出中に子ども、ペット、高齢者の様子を確認する「見守り系」、消費電力を把握して自動で効率化する「省エネ系」が一般的だ。

最近は、家具・家電による「健康系」が注目を集めている。『ネイチャー・バイオメディカル・エンジニアリング』では、便や尿を分析するシステムを備えた「スマートトイレ」の実用化が近づいていると報じられている。

このトイレは、小型カメラとモーションセンサー、尿検査試験紙によって尿の成分や尿流量率、便の形状や硬さを分析する。このデータは医師に送信され、前立腺の健康状態、過敏性腸症候群など腸疾患の有無、感染症、膀胱がん、腎不全、糖尿病などの兆候を見つけることができるという。

トイレ使用者の識別は、水を流すレバーに取りつけた指紋認証システムのほか、便器に搭載した小型カメラによって肛門のシワを認識しておこなうという。この点については使用者の抵抗感が予想されるが、スマートトイレの実用化は大いに期待したい。

ほかにも、健康状態に合わせた食事メニューのレコメンド機能つき冷蔵庫、睡眠のクオリティをモニターおよびサポートするベッドなど、ヘルスマネジメントを支援する新技術の開発は活発だ。ヘルスマネジメントのやり方も大きく変化し、繊細な管理によって未病をケアする予防医学の実践が進展していくだろう。こうした少し先の流れを読みながら、日々のヘルスマネジメントをおこなっていきたい。

現在でも、前述したようにスマートフォンとスマートウォッチを活用するだけで、かな

スマートホームと健康管理

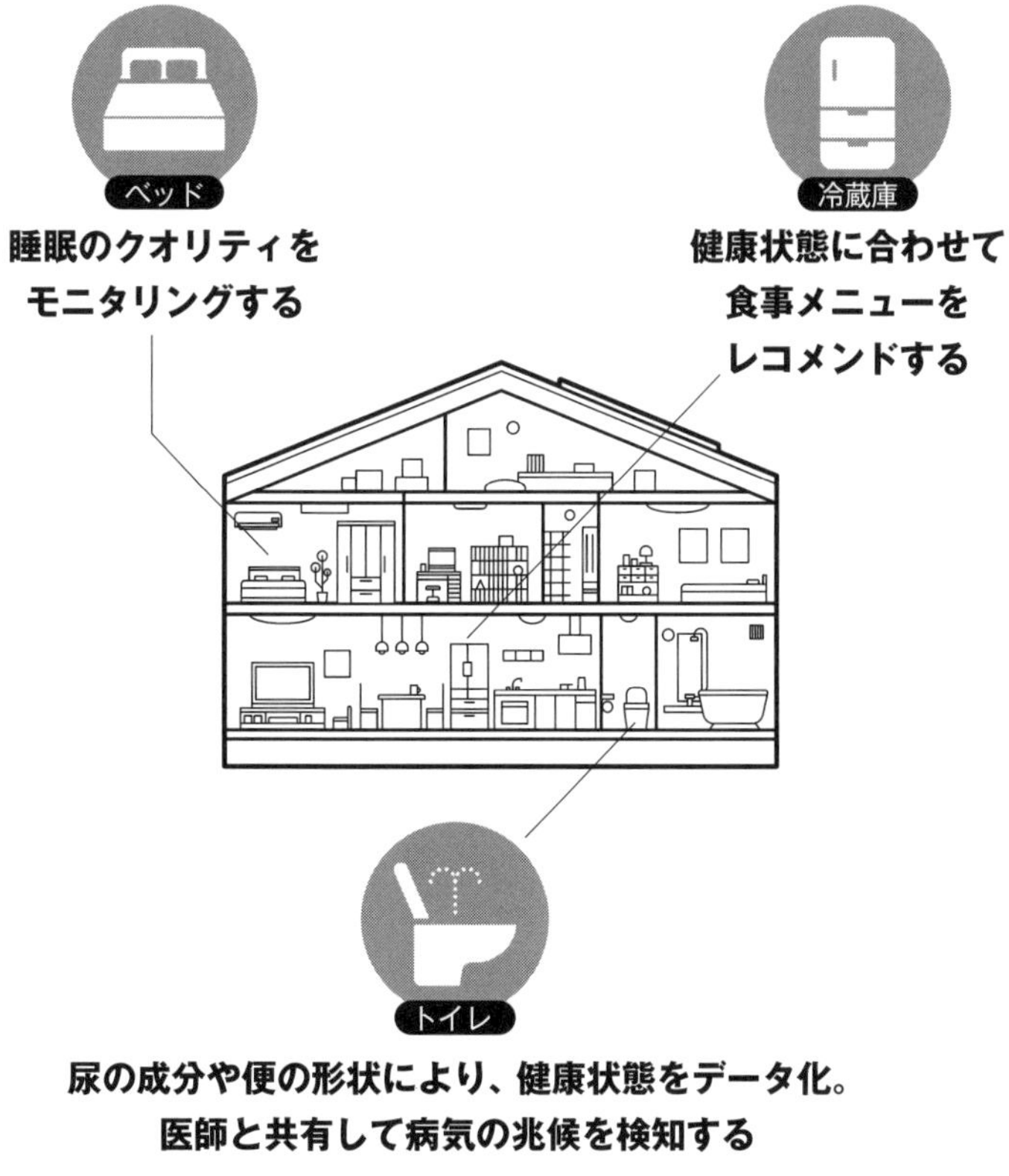
ベッド
睡眠のクオリティを
モニタリングする
冷蔵庫
健康状態に合わせて
食事メニューを
レコメンドする
トイレ
尿の成分や便の形状により、健康状態をデータ化。
医師と共有して病気の兆候を検知する

Graphs / PIXTA(ピクスタ)

り良質な健康管理が可能になっている。当院でも「アップルウォッチ外来」を開設し、手軽で高品質なヘルスマネジメントのお手伝いを進めているところだ。

人生格差を決めるのは健康格差、健康に充分投資しよう

従来は、経済状況によって健康格差が生じる一面があった。これは研究によって明らかな事実だが、もちろん改善するべきだし、実際に改革施策が政府の指揮により進められている。一方、これからの健康格差は、先取りする意識の有無によって生じることになるだろう。

サポートツールは年々高機能化し、その一方で価格は低下している。さらに医療や健康に関する研究の進展によって、健康知識はどんどん塗り替えられ、エビデンスをともなった、より苦痛のないケアやトレーニング、医療が実現している。

あとは「やるかやらないか」、そして「どのようにやるか」の違いだ。意思を持ち、最

新の情報を吸収し、良質なマネジメントをおこなうことによって、健康格差が生じていく。

また個人の経済状況との関連でいえば、健康に対しては意識的、積極的に投資するべきだ。健康以上に優先して投資するべき対象は、ほかにない。趣味やレジャーを楽しみたい、興味が向いたことや仕事に役立つことを勉強したいなど、資金にはたくさんの魅力的な使い道がある。しかし冒頭で述べたとおり、あらゆる喜びや幸せの基盤となるのは健康だ。この点をくれぐれも忘れないようにしたい。

次章からは、人より一歩も二歩も進んだヘルスマネジメント能力を身につけてもらうため、さまざまな不調・疾患について具体的な知識をお伝えしていく。これを知ることで、日常の不調に潜む深刻な問題の兆候をいち早くとらえ、治療やケアなど最適なアクションをとり、大きな問題として発生させないことを目指したい。こうした健康管理が盤石な人生の土台づくりになる。

領域としては、まずは広義の「生活習慣病」。本書では、厚生労働省が規定した狭義の疾患だけでなく、生活習慣や仕事習慣の問題によって誘引される不調や疾患を、幅広く取り上げる。誰もが関連する身近な健康問題でありながら、長年にわたって放置するとQOLを著しく低下させる病気につながってしまうため、重要なテーマだ。

また同じく長期目線で取り組むべき「健康長寿を目的としたアンチエイジング」についてもお伝えする。医学界にインパクトを与えるかもしれない最新の抗老化、および若返り治療について、詳しく紹介しよう。

続く第3章では、メンズヘルスに大きな影響をおよぼしている「ホルモン系の不調・疾患」がテーマだ。男性ホルモンといえば性的活動に関連するもの、という印象が強いかもしれないが、モテる男を目指す人だけでなく、仕事で成果を出したい人にも欠かせない領域だ。

というのも一般にはあまり知られていないが、ホルモンの異常が原因で抑うつ、イライラ、ストレスへの低耐性、やる気の欠如、社交性の低下、思考力や集中力の低下を起こしている〝隠れホルモン低下症患者〟は少なくない。

しかもこういった症状でメンタルクリニックを受診しても、医師がホルモン系疾患の可能性を想定して検査をおこなうケースは必ずしも多くはない。これは医療提供側の問題でもあるけれど、現時点では一人ひとりがホルモン系の不調・疾患について知識を持つことが重要だ。

さらに第4章では、もうひとつのマストな領域、「性感染症」を取り上げる。性感染症については誤解が多く、「性風俗サービスを利用していないから大丈夫」「特定のパートナーしか持たないからかからない」などと思い込んでいる人が多数派だ。また性感染症の中には無症状のケースや、性器以外に症状が出るケースもあるため、自覚のないまま病気が進行したり、パートナーや家族に感染させたりしてしまい、大きなトラブルに発展することもある。

まめクリニックグループでも性感染症の診療をおこなっているが、実際に、ごく一般的なビジネスパーソンの患者さんが非常に多く、医療機関として強いニーズを実感している。この領域についても基本的な知識と有用な情報を身につけ、男の幸せを健やかに追求してもらいたい。

第2章

〝生活習慣病〟を攻略して健康長寿を実現する

年月をかけ秘かに健康をむしばむ生活習慣病

〝病気が病気を呼ぶ〟生活習慣病は寿命とQOLの重大リスク

健康的な食事法や食養生の世界では、「You are what you eat.（あなたはあなたが食べたものでできている）」が合言葉になっている。「栄養価の高い新鮮な食材を、適切なバランスで食べましょう」というメッセージだ。

しかしもっと視野を広げると、人の健康状態には食べたものだけでなく、遺伝的要因やその人の生き方、暮らし方、つまり生活習慣が丸ごと影響している。食生活がどのように偏っているのか。運動量は充分か。たばこは吸うのか。アルコールをとりすぎてはいないか。良質な睡眠をとっているか——。

たとえ今は健康に大きな問題がなくても、生活習慣の小さな過ちによるダメージは長い年月の間に積み重なり、あるとき病気という明確な形をとる。たとえば高血圧、あるいは糖尿病、心筋梗塞ということもあるかもしれない。

このように、生活習慣が原因となって引き起こされる病気が「生活習慣病」だ。医学的には「食習慣、運動習慣、休養、喫煙、飲酒等の生活習慣が、その発症・進行に関与する疾患群」とされている。具体的な病気としては、高血圧症、脂質異常症、糖尿病、痛風、脳梗塞、脳出血、心筋梗塞、虚血性心疾患、がんが中心だ。

また近年では「仕事習慣」によって引き起こされる病気も、一般の人々の間では生活習慣病の一種として位置づけられている。

たとえば航空機のパイロットは、業務で激しい緊張を強いられ、気圧変化にさらされ、放射線にさらされている。そして因果関係については明確でないものもあるが、循環器系疾患やがんを罹患するケースが多い。こういった心身の特定領域に日常的に負荷がかかる仕事に就いているケースも、生活習慣と同じように、長期的な影響を考え、ケアを怠らないことが重要だ。

生活習慣病の多くは、非常にやっかいな存在だ。たとえば糖尿病は一度発症したら、生涯つきあっていかなくてはならない。また脳梗塞や心筋梗塞は、発症が死亡リスクに直結する。もちろん、がんも人生に深刻な影響をもたらす。生活習慣病の発症は、人生の重大リスクといえるだろう。

さらに生活習慣病は複数の病気を併発することが多く、「高脂血症」→「高血圧」→「脳卒中」、あるいは「糖尿病」→「動脈硬化」→「心筋梗塞」など、重大な疾患に次々と見舞われてしまう可能性が高いので、なんとしても予防につとめたい。

中には「生活習慣病は、歳をとれば誰でもなるもの」「あきらめるより仕方がない」と誤解している人もいる。しかしそれはこの長年にわたるプロセスで、健康を取り戻すチャンスを捨て、自分の健康を管理する責任も放棄した場合の話だ。繊細なサインを見逃さず、ケアや治療をおこなえば、何もしなかった場合とはまったく異なる将来の自分を実現することができる。

自覚のないまま重大な事態に見舞われないよう、生活習慣とそれによる不調・疾患について必須の情報を押さえ、今から対策を始めていこう。

20代で脳梗塞、小学生で肝機能障害「若いから大丈夫」は通用しない

誤った生活習慣を続けていても、とくに若いうちは影響を受けにくい傾向があり、痛みなどのわかりやすいサインが現れない。

そのため多くの場合は、そのまま放置されてしまう。そして**ダメージを受け続けると、加齢によって身体のさまざまな機能が衰えてきた頃、病気となって出現する。**ターゲットとなるのは、長年酷使して疲弊した臓器や、遺伝的に弱点となっている臓器などだ。

「生活習慣病は中高年の病気」「歳をとってから心配すればいい」。そういった認識の人が多い。しかし実際には、20～30代の人でも高血圧、脳梗塞などの生活習慣病を発症するケースがみられる。決して「若いから大丈夫」と無関心ではいられない疾患だ。

2019年に香川県がおこなった生活習慣病の調査は、小学4年生を対象にしたものだ。血液検査をおこなったところ、糖尿病の疑いがあるか発症リスクが高い子どもは、男子で

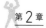

11・5%、女子11・3%。肝機能に異常がみられた子どもは男子14・4%、女子11・9%だった。

検査値に異常があった子どものほとんどが「毎日お腹一杯食べる」「早食い」「食事時間が不規則」「外遊びをしない」「1日のゲーム時間が長い」と調査に答えていた。小学生であっても、生活習慣の乱れによって生活習慣病にかかるリスクが高まるということだ。

すでに「30代になったらめっきりアルコールに弱くなった」「疲れがとれない」「胃もたれする」「すぐに太る」「やせにくくなった」などの変化を感じている人は多いと思う。

生活習慣病は発症する20年以上も前から、病気へと向かう準備が秘かに、着々と進められていることもある。今まさに、あなたの身体で進行中かもしれないのだ。そのため、こうした微かな異変をきっかけに、ぜひ生活習慣を見直してほしい。

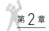

食事・運動・睡眠の「正解」と「不正解」

病気や不調の改善、健康増進にもっとも効果的なのは、生活習慣の乱れを整えること。これは飽き飽きするほど耳にする言葉だ。では「生活習慣の乱れ」とは一体、なんだろう?

多くの人は「食事」と「運動」にしか意識を向けない。しかし予想以上に影響をもたらしているのが「睡眠」だ。さらに「酒・たばこ」の習慣も影響が甚大だ。生活習慣を改善するなら、これらすべての領域に着手することが、効果の飛躍的アップにつながる。

食習慣

食習慣の乱れは、①食事の回数、②食事の量、③食事の内容、④食事の時間、⑤食事のとり方という5つの要素から探っていくことができる。自身の食習慣を振り返り、好ましくない点がないか、チェックしてみよう。

- 空腹感がなくても1日3食かならずとる
- 寝る前にお腹を満たさないと気がすまない
- 1日中ちょこちょこと食べ物をつまんでいる
- 毎日かならずスイーツを楽しんでいる
- 満腹感がないと食事を終えられない
- つねに食が細くスタミナもない
- 1日のメインの食事は夕食で、メニューも量もリッチにする
- 濃い味つけの料理でないと満足できない
- ごはん・麺・パンなど炭水化物でしっかりお腹を満たしている
- 野菜は積極的に食べていない
- コンビニ弁当・中食・外食の頻度が高い
- 仕事の都合上、夕食は9時以降になる
- 早食いで1回の食事に10分かからない
- 食事は基本、ひとりでとる

圧倒的に多くみられるケースは広い意味での食べ過ぎで、「量が多い」「頻回に食べる」「糖質・脂質が多い」「間食・つまみを食べ過ぎる」「寝る前にも食べる」など無自覚なまま、必要カロリー数を毎日、大幅に超えて食べている人も少なくない。

こうした人は「空腹感を満たしたい」という身体の欲求ではなく、精神的な欲求、つまり仕事のストレスの反動や、自分への精神的な報酬として食べ過ぎている場合が多い。そのため無理やり苦しい減食をするのではなく、食べないでも気がすむよう、ストレスマネジメントなど意識上のセッティングを併せておこなうことも重要だ。

ちなみに1日の推定必要カロリー数は、活動量が「ふつう」である18～29歳の男性で2650キロカロリー、30～49歳では2700キロカロリーとされている。

また食事内容、つまり「何を食べるか」については情報が氾濫していて、中には矛盾する結果を示している研究もある。本当に信じられる情報を見極めるにはどうしたらいいのか？

ひとつの指針を示しているのが、カリフォルニア大学ロサンゼルス校、内科学助教授の津川友介医学博士だ。津川博士はさまざまな研究についてエビデンスの強さを評価し、健康によい食べ物・悪い食べ物を、5つのグループに分類している。

(1) 複数の信頼できる研究によって「健康によい」とされている食品

魚・野菜・果物・茶色い炭水化物・オリーブオイル・ナッツ類

(2) 少数の研究で「健康によい可能性が示唆されている」食品

ダークチョコレート・コーヒー・納豆・ヨーグルト・酢・豆乳・緑茶や紅茶

(3) 健康へのメリットもデメリットも報告されていない食品、あるいは健康に「よい」という研究結果と「悪い」という研究結果が拮抗している食品

ここに挙げた以外の多くの食品

(4) 少数の研究で「健康に悪い可能性が示唆されている」食品

マヨネーズ・マーガリン

(5) 複数の信頼できる研究で「健康に悪い」とされている食品

ハムやソーセージなどの加工肉・じゃがいもを含む白い炭水化物

ただし厳格に「グループ（1）・（2）」の食品だけを食べるのでなく、もし食べて幸福度が上がるのであれば「グループ（4）」の食品を少量、あるいはたまに食べる、というやり方でいいという。

これらを栄養素別にみると、炭水化物では「茶色いもの」が健康によいとある。これは精製していない全粒粉、玄米、雑穀類、そばなど未精製な穀類のことで、「白い炭水化物」は精製した小麦粉や白米などを指している。

あるメタアナリシスによれば、茶色い炭水化物を多く食べる人は、食べない人と比べて死亡率や脳卒中、心筋梗塞のリスクが低いとされている。その一方で、白い炭水化物は血糖値を上げ、動脈硬化による疾患（脳卒中や心筋梗塞）のリスクを高めることが知られている。そのため、できるだけ白い炭水化物を、茶色い炭水化物に置き換えることが望ましい。

たんぱく質については「卵は1週間に6個まで」「加工肉（ハム、ベーコン、ソーセージ）を減らして、鶏肉や魚に置き換える」が大きなポイントだ。

かつては「コレステロール値を上げてしまうので、卵は1日1個まで」が定説となっていたが、その後、食事でとるコレステロール量と血中のLDLコレステロール値に強い相関がないと判明し、この摂取目標は撤廃になった。しかしメタアナリシスでは「卵を1日

1個以上食べる人は、1週間に1個未満の人と比べて、糖尿病を発症するリスクが42％高い」と示されている。ほかの研究からみても、週に6個までに抑えたほうがよさそうだ。

また世界保健機関（WHO）の専門組織、国際がん研究機関（IARC）は、「加工肉には発がん性がある」「牛、豚、羊、馬など赤い肉にはおそらく発がん性がある」と発表。メタアナリシスでも、これらの摂取量が増えると脳卒中のリスクや、脳卒中・心筋梗塞による死亡率が上がると結論されているので気をつけたい。


脂肪については、マーガリンに含まれるトランス脂肪酸は心臓病のリスクを高めるので避けたほうがいい。その一方、飽和脂肪酸が多いバターは、近年「それほど健康に悪いわけではない」と評価が回復しているものの、小さじ1杯（4g）とるごとに死亡率が1％上がるという研究があり、こちらも注意したい。

また牛乳は1日にコップ1～2杯が上限で、それを1杯超えて飲むごとに卵巣がんのリスクが13％上昇すると示すメタアナリシスがある。ほかにヨーグルトでは、摂取量が多い人ほど糖尿病のリスクが低くなる可能性を示す研究もあるが、総合的にみると、大人は1日450グラムまでにしておいたほうがよさそうだ。

もうひとつ、不飽和脂肪酸が豊富に含まれ、健康的なおやつとして定番となったナッツ類については、「1日に28グラム以上のナッツを週2回以上食べる人は、食べない人よりも死亡リスクが約15％低い」というエビデンスがある。また死因別に解析した研究では、1日に55グラム以上のナッツを食べた人々は、がん、心臓病、呼吸器疾患による死亡リスクが顕著に低下していた。ちなみにこれらの研究でナッツ類としているのはアーモンド、クルミ、カシューナッツなどの木の実だが、豆類に分類されるピーナッツも、同様に健康に好ましい影響があるとわかっているのでお勧めだ。

ほかにビタミン・ミネラル・酵素・食物繊維を豊富にとれる果物に関しては、「果物を食べている人ほど糖尿病のリスクが低い」「とくにブルーベリーやブドウを食べている人ほど低リスク」「1日の果物の摂取量が1単位（バナナなら1／2本、リンゴなら小玉1つ）増えるごとに、全死亡率が6％減る」というメタアナリシスがある。

ただし「果物はよいけれど、ジュースは血糖値を下げる食物繊維がとりのぞかれているのでNG」と注意されている。

運動習慣

運動はし過ぎも、しな過ぎも問題だ。しかし運動不足の人のほうが、やはり圧倒的に多い。日本で運動習慣がある男性は3人に1人。女性にいたっては4人に1人だ。

運動することには、①筋肉を増やす、②骨と関節を強化する、③内臓脂肪を減らす、④血管を丈夫にする、⑤心肺機能を高める、⑥免疫力を強化するなど、直接的なメリットだけみても幅広い効能がある。

ただし生活習慣病を防ぐうえで適切な運動の手法、強度、頻度に関する知識は、最新の研究によって刷新されている。以下は普段、運動をしていない人に知っておいてほしいポイントだ。どれも医学的根拠を持った情報なので、運動習慣を始める際の方針として参考にしてほしい。

- 健康指標になる太腿《ふともも》の筋肉は、運動しないと1年で平均1％減少。50代では10％減少。また20代男性を寝たきりにした実験では、2日で1％減少。若くても運動しないと危険だと示されている
- 充分な運動を週1～2回おこなえば、充分な運動を週3回以上おこなう人とくらべて

も、死亡率、疾患リスクともに、大差ない効果が得られる

●低強度のトレーニングでも、ゆっくりしたスクワットなどの〝スロートレーニング〟をおこなうことで、高強度トレーニングと同じ程度の筋肥大効果がある

●生活習慣病の予防には、1日20分の速歩でOK。1日10分の速歩で寿命が1・8年延び、週に150分で4年半寿命が延ばせるというデータもある

●1日4000歩のウォーキング（うち5分は速歩）でうつ病、睡眠障害を予防でき、8000歩（うち20分は速歩）ではさらに認知症、心疾患、脳卒中、がん、動脈硬化、骨粗しょう症、高血圧、脂質異常症、糖尿病を予防する

●今より身体を動かす時間を10分だけ延ばす「+10（プラステン）」を実践すると、死亡リスクを2・8%、生活習慣病の発症を3・6%、がん発症を3・2%低下させる

●慣れない運動による「オーバーユース症候群」を避けるには、使う筋肉が異なるランニング、スイミング、バイク（自転車）を組み合わせておこなう、有酸素運動のクロストレーニングが有効

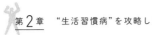

睡眠習慣

2018年にOECD（経済協力開発機構）がおこなった調査では、日本人の平均睡眠時間は7時間22分。加盟国の中で、もっとも睡眠時間が短いことがわかった。

仕事のストレスで眠りが浅い。つい夜更かしで睡眠不足。そんな日の頭と身体の状態を思い浮かべてほしい。睡眠不足が慢性化すると、その状態が継続、あるいは悪化するだけでなく、新たな不調や疾患を引き起こしてしまう。

睡眠時間と生活習慣病に関する研究では、睡眠時間が6時間未満の人は、6〜8時間未満の人とくらべて、がんが6倍、心筋梗塞が3倍、糖尿病が3倍、認知症が5倍、うつ病が5・8倍、自殺率が4・3倍、ハイリスクになると報告されている。

睡眠の効能は、一般には「脳と身体のメンテナンス」と大雑把にいわれているが、睡眠中には生体の根源的なレベルで精妙かつダイナミックな活動が展開されている。寝ている間、身体の中では何が起こっているのか？　睡眠不足だとどのようなリスクがあるのか？

その一部を知っておこう。

・細胞レベルで疲れてしまう

入眠20～30分後に訪れる、もっとも深い睡眠（ノンレム睡眠）の最中に、細胞の修復・再生を促す成長ホルモンが多く分泌される。熟睡できないと、肌や筋肉、骨、内臓器官の細胞が修復・再生されず全身が疲れ切ってしまう。

・すぐ感染症にかかる

睡眠が足りないとB細胞やT細胞、免疫グロブリンIgAなどの免疫細胞が活発に産生されない。またT細胞がウイルスなど抗原の情報を長期間、記憶することもできなくなる。そのため睡眠不足だと感染症にかかりやすくなる。

・ワクチンが効きにくいかもしれない

身体に侵入したウイルスの抗体も、B細胞によって睡眠中に活発につくられる。A型肝炎ウイルスを使った研究では、ワクチン接種日によく眠った人は、徹夜した人の2倍、抗体が産生された。睡眠不足だとワクチンの効果が低下すると推測されている。

・太りやすくなる

睡眠が不足すると、食欲を抑えるホルモン（レプチン）が減少し、食欲を高めるホルモン（グレリン）が増加して、食欲が増大する。またエネルギー代謝を促す成長ホルモンの分泌も低下するため、さらに太りやすい状態になる。

●血圧・血糖が上がり生活習慣病のリスクが高い

睡眠不足だと、交感神経の緊張が続くため、ストレスから発生するコルチゾール（副腎皮質ホルモン）が過剰分泌される。その影響で血糖が上昇し、高血圧・高血糖につながる。進行すると糖尿病や狭心症・心筋梗塞などのリスクも高くなる。

●メンタルが脆弱になる

ストレスによって発生するコルチゾールは、過剰になると脳の海馬を萎縮させ、過剰な不安感や抑うつ状態を引き起こす可能性がある。

●学習能力が低くなる

睡眠中に、脳はその日に得た情報や知識を整理し、記憶として脳に定着させている。研究では、記憶を定着させるには6時間以上、できれば8時間程度、睡眠をとるべきとされている。

●認知症の予防システムを台無しにしている

脳内では睡眠中に、アルツハイマー型認知症の原因物質であるアミロイドベータの分解・除去がおこなわれている。ぐっすり眠らないと、蓄積して脳の神経細胞を破壊し、発症リスクを高めてしまう。

現代生活は刺激やストレスに満ちていて、自律神経のバランスが崩れやすい。またシフトワークや長時間通勤、ネット視聴などによる夜型生活など、睡眠不足や睡眠障害のリスクで一杯だ。そのため、日常生活にリスク要因がある人はとくに、よい睡眠がとれるよう環境や生活習慣を整えていきたい。よい睡眠習慣は、仕事で活躍するうえでも健康長寿をかなえるうえでも欠かせない、重要なファクターだと心に留めておこう。

ビジネスパーソンはとくに注意 〝トレンド疾患〟〝マイナートラブル〟

使い過ぎは脳の機能も破壊する？

スマートフォン症候群

時代特有の生活様式、生活習慣の影響で、世の中に一気に増加する疾患がある。現在、その代表になっているのが「スマートフォン症候群」だ。

これはスマートフォンを頻繁に使用することによって生じる慢性の不調で、非常に多くの人が症状を訴えている。おもな症状としては、①ストレートネック、②眼精疲労・ドライアイ（＝乾性角結膜炎）、③腱鞘炎《けんしょうえん》。ほかに後述する「ＶＤＴ症候群」とも関連する。

「①ストレートネック」は正式な病名ではなく、首の骨（頸椎《けいつい》）がまっすぐになってしまう状態のことをいう。正常な状態では、頚椎は中央部分が前に張り出し、上部が後ろに反り返るような形でカーブしている。この角度が30度以下になるとストレートネックとされ、重度のケースではまっすぐどころか逆向きに反ってしまうこともある。スマートフォン使用時のうつむいた姿勢が長時間におよぶことが原因で、首の筋肉が弱い女性のほうがなりやすい。

症状は、頚椎のカーブが失われることで血管、神経が圧迫され、また筋肉への負担が増えることから、首の痛み、肩こり、頭痛、耳鳴り、難聴、めまい、吐き気、嘔吐、しびれなど多様な現れ方をする。

治療は鎮痛剤などの対症療法と、整形外科では運動器やマッサージによるリハビリテーション、姿勢の矯正などがおこなわれ、短期に改善することが難しい。そのため長時間の連続使用を避ける、姿勢に気をつけるなど、予防が大切だ。

また「②眼精疲労・ドライアイ」は、画面の見過ぎによるものだ。軽微な症状に思えるかもしれないが、慢性のドライアイは決して楽なものではない。症状は眼の刺激感、灼熱感、かゆみ、つっぱるような感じ、眼の奥の圧迫感、眼に砂が入っているようなゴロゴロ感、痛みなどが出て、目を開けていられない、視界がかすむ、まぶしくて見えにくいなど、目が正常に機能しにくくなる。さらに目の不調は二次的な問題を広げやすく、頭痛、めまい、吐き気や嘔吐、抑うつやイライラなどが生じるケースもみられる。

治療では人の涙に似た成分でつくられた「人工涙液」をはじめとする点眼薬のほか、寝る前に潤滑剤の入った軟膏を塗るなどして目の潤いを補い、炎症が強い場合は抗炎症点眼薬を使用する。また外科的治療としては、鼻に近いところにある涙点という開口部をプラグでふさぎ、涙が涙道に流れないようにして目に涙をためる処置をおこなうこともある。

涙は酸素や栄養分の補給をおこなうため、目の健康にとって非常に重要だ。通常はまばたきによって涙が目の隅々まで送られるが、集中してPC画面や小さな文字を見続けると、まばたきの回数が約3分の1に減少してしまう。そのために起きる**一時的なドライアイが1日中、そして毎日続くことが、慢性的なドライアイのひとつの原因となっている。**

目の不調や疾患を発症、悪化させないためには、負担を軽減するブルーライトカットのスクリーンシートを使用する、点眼薬や加湿器で目や環境の湿度を保つ、意識してまばたきをおこなう、目にエアコンの風が当たらないようにする、暗い室内でスマートフォンを使用しない、画面を目に近づけすぎない、そして基本的には使用が長時間におよばないよう留意することだ。

一方「③腱鞘炎」は、手首に起こる狭窄性《きょうさくせい》腱鞘炎（ドケルバン病）と、指に起こる弾発指（ばね指）の2つに分類される。スマートフォンの長時間使用のほか、PCのキーボードやマウス、ゲームコントローラーの長時間使用や、手・指・手首を酷使するピアニスト、スポーツ選手にもよくみられる疾患だ。

放置して悪化すると、痛みが強くなったり、指が伸ばしにくくなったり、また手や指に力が入らなくなることもあるので、違和感が生じたら早めにケアをしてほしい。

一般的な治療では抗炎症剤の外用、重度のケースではステロイド注射や短期的な固定治療もおこなわれる。また野球の田中将大選手や大谷翔平選手は、自分の血液に含まれる血小板を利用した再生医療で治療し、体操の内村航平選手は衝撃波を患部に当てる体外衝撃波療法を受けたことが知られている。

予防には、手のサイズに合ったスマートフォンを選ぶこと、スマートフォンを片手で操作しないこと、重さが負担になるので長時間、視聴するときには持ちっ放しではなくスタンドなどを使用すること、そして基本的には長時間使わないことがポイントだ。

スマートフォンについては「用がなくても1日中、見てしまう」「着信音の空耳が聴こえる」など、依存症的な状態の人も少なくない。スマートフォンを使うたびに新たな情報やメッセージが入ってきて、驚きや高揚感を覚える。すると脳内ではドーパミンが放出されるのだが、その快感に依存しているという見方もある。

また食事の最中にスマートフォンをテーブルに置いておくと、それだけで気が散り、食事や同席している人との会話に集中できなくなる。会議の最中にも、つい気になってソワソワしてしまう人が多いだろう。これについては「スマートフォンの存在が意識や脳に影響する」という、テキサス大学の研究がある。

その研究では、スマートフォンをサイレントモードにしたうえで、①机の上に置く、②カバンの中にしまう、③隣の部屋に置く、という3つのパターンについて比較。集中力を要するテストをおこなった結果、③がいちばんよい成績を出した。これは脳が無意識にスマートフォンの存在に注意を向けてしまうためだと解釈されている。ここにも多くの人々が依存的な状態であると示されている。

ほかにもスマートフォンの長時間使用には、後にお伝えする「デジタル機器症候群」や

「デジタル認知症」のリスクがともなう。スマートフォンのこういった一面について、世界的なヒットとなった『スマホ脳』の著者である精神科医、アンデシュ・ハンセンは、スマートフォンが与える影響は、人々が予想している以上に広範囲で深刻なものだと警鐘を鳴らしている。便利なスマートフォンだが、やはり正しいつき合い方が重要だ。

ビジネスパーソンをむしばむ新型職業病！

デジタル機器症候群

健康に影響をおよぼすデジタル機器は、もちろんスマートフォンに限らない。現在、スマートフォンを含め、タブレットやＰＣなどのデジタル機器は、仕事だけでなく休息やプライベートの楽しみにも欠かせない。そのため長時間の使用による多様な疾患が問題視されている。近年、それらはまとめて「デジタル機器症候群（ＶＤＴ：Visual Display Terminals症候群）」と呼ばれている。

症状は、身体的領域では、目の疲れや痛み、視力低下、ドライアイ、腰痛、背中のコリや痛み、首や肩のコリ、頭痛、腕・手・指の疲れや痛み、炎症など。また精神的領域では、倦怠感、不安感、抑うつ状態、イライラ、睡眠障害が挙げられる。おおよそスマートフォン症候群と同様だ。

中でも目の症状を訴える人は多く、「テクノストレス眼症」「ＩＴ眼症」という異名もある。厚生労働省の調査では「デジタル機器症候群」を訴える人のうち90・8％は目に関する異常が生じているという。

それもそのはずで、デジタル機器を使用しているときは、テレビを見るとき、本を読むときと比べて、眼球運動のスピードが早く回数も多いことがわかっている。絶え間なく過重負荷の眼球運動をおこなっていれば、ダメージを受けるのも自然なことだ。

仕事にデジタル機器が欠かせない状況になり、誰もがＰＣやスマートフォンを相棒として作業に励む。そういった仕事習慣が定着して以降、デジタル機器症候群に悩む人々の数が激増した。そこで厚生労働省も対策として「情報機器作業における労働衛生管理のためのガイドライン」を作成。企業にデジタル機器症候群について啓発をうながし、予防のための「環境管理」「作業管理」の指針を示している。ポイントを参照しよう。

環境管理

- 室内の照明は明暗の差が著しくないよう気をつける
- まぶしさを防止するため、日光や照明がモニターに映らないようにする。ブラインドや間接照明を効果的に使用する
- 机上の照度の目安は300ルクス以上。ディスプレイは500ルクス以下のため、できるだけ差を少なくする
- 作業の目的にあった情報機器、イス、机を使用する

ディスプレイは水平視線よりやや下になるように置くと、まぶたを大きく開かずにすむので、目の渇きや疲労を防ぐことにつながる。またディスプレイを目から40センチ以上離して、刺激を少しでも軽減したい。ディスプレイの背景色を、ブラックやグレーにすることも効果的だ。

姿勢については、イスに深く腰掛けて背もたれを使い、上腕は肩から垂直に下ろしてひじ掛けに置くか、机に腕をのせて支えるようにする。そしてキーボードに手を置いたときに、肘が90度以上の角度になることが望ましいとされている。

作業管理

- 1日の合計作業時間が長すぎないよう留意する
- 連続作業時間は、1時間を超えないようにする
- 1サイクルを1時間とし、1サイクルのうちに小休止を1～2回とる
- サイクルとサイクルの間は、10～15分の作業休止時間をとる

小休止をとることは非常に重要だ。大脳の生理的能力を考えると、ハイレベルの緊張感を持続できる時間は、せいぜい30分程度。この段階で数秒から1分程度の小休止をとると、およそ1時間、高度な作業を続けることができる。またキーボードによる入力を45分以上続けると、入力ミスが急激に増えることも報告されている。よって50分に10分程度は、目を休ませることが必要だ。

また休憩時には、ストレッチ、リラクゼーション、体操、軽い運動をおこなうといい。目の酷使が原因となる諸症状を防ぐため、意識的にまばたきをする、短時間でも目をつぶるなどして、目の潤い保持と疲労回復につとめることも重要だ。

デジタル機器症候群の中では、もうひとつメンタルへの影響にも留意したい。目に対する強い刺激と過活動、頸部の血管や神経の圧迫、長時間にわたる不活動や同じ姿勢によるストレスをはじめ、複合的な理由によって、知らずしらずのうちに精神的なダメージを負っているケースがある。

メンタルに不調が現れた場合は、ここに紹介した身体の不調の予防法を実行し、さらにリラクゼーションにつとめ、交感神経を鎮めることで、自然と症状が軽減していくことが多い。ただし継続する抑うつ、睡眠障害が現れていたら、治療を受けることをお勧めする。

またデジタル機器の使用過多については、長期におよぶさらに心配な問題がある。近年とくに話題になっている「デジタル認知症」だ。

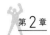

デジタル認知症

20年後、30年後の本格発症を食い止める!

デジタル機器に頼りきりの現代人にとって、脳の劣化防止、維持管理意識は必須のテーマだ。「手で文字を書く機会がほとんどないので、漢字を書けなくなった」「記憶力が落ちたのか、なんでもスマホにメモしておかないと覚えていられない」など、便利な生活の一方、弊害を自覚している人も少なくないと思う。

これが重度になり、記憶力、理解力の衰えが病的なレベルに達した状態は「デジタル認知症」と呼ばれている。アルツハイマー型認知症、レビー小体型認知症、血管性認知症などと異なり、医学的に認められたものではないが、それらと同じように注意を要する状態だ。

「もの忘れ外来」を中心に、これまで10万人以上の脳を診断、治療してきた脳神経外科医の奥村歩医学博士は、こういった症状について「デジタル機器を使用して過剰な情報を脳にインプットしているために脳過労が起こり、記憶力をはじめとする脳機能が低下している」と解説している。情報過多の影響で、脳の前頭前野に過剰な負荷がかかり、処理能力が落ちているという指摘だ。

また別の見方では、PCやスマートフォンに自分の脳の代わりをさせてばかりいるため、脳本来の機能が衰えてしまっているという一面も指摘されている。

医学の世界では、身体のあらゆる機能について、基本的に「Use it or Lose it.（使え、使わなければその機能を失う）」という考え方がある。寝てばかりで身体を動かさなければ筋肉は落ち、骨や関節も弱くなる。またアウシュビッツ収容所でほとんど食事を与えられなかった人々は、衰えた消化機能を回復させるのに2年かかったとも記録されている。脳も同様だ。日常的に使わなければ、その機能は着実に衰えていく。

記憶力・理解力のダウンは、仕事をするうえでは非常に大きなダメージだ。しかしこの状態は、将来的にアルツハイマー病など本格的な認知症になる、さらに深刻なリスクをはらんでいる。

「デジタル認知症」の人は、脳の萎縮は起きていないが、脳の老化や疲弊が通常よりも進行していることが明らかになっている。その場合20〜30年後に認知症、あるいは若年性認知症になるリスクが高いと考えられる。

認知症を引き起こす脳の老化は、高齢になってから急激に進行するわけではない。たとえばアルツハイマー病の原因物質とされるアミロイドベータは、30〜40代から少しずつ蓄積していくことがわかっている。

また近年の複数の研究では、30〜50代の働き盛りの年代で脳に及ぼした影響が、脳の老化ペースを左右すると示されている。ではデジタル認知症は、どのように予防することができるのだろう？

基本的な方針としては、①脳に過重労働をさせない、②脳のメンテナンスをサポートする、という2つになる。

①については「1日の使用時間の制限」「こまめな休息」「週末などのデジタルデトックス」「自分の脳と非デジタル情報の活用」などが挙げられる。

デジタルデトックスは、一定期間、デジタル機器を使わない時間を意識的に持つ取り組みだ。PCやスマートフォンを手放せば、その時間は自然と身体を動かしたり、人と話をしたり、外出したり、読書をすることになり、リラックス効果も期待できる。

また自分の脳の活用、非デジタル情報の活用も大切だ。「頑張って思い出す」「あれこれ考える」という作業が脳の機能維持に有用だということが、認知症予防の観点から知られている。何でもすぐに検索してすませてしまうのではなく、自分の脳を使うことを心がけたい。

ほかに非デジタル情報の活用としては、ペンとメモやノートを使う、紙の本や新聞を読む、長い書類のレビューなどはプリントアウトしておこなう、などの方法がある。

そもそも学習能力の研究では、紙に書いて理解する、紙に書いて覚えるというアナログな手法のメリットが示されている。プリンストン大学がおこなった実験では、学生たちにスピーチ動画を見せ、紙にペンでメモしたグループとPCでメモしたグループの理解度を比べるテストをおこなったところ、紙とペンのグループのほうが有意に優れていた。

実際に「長文の文書を読んで理解しようとする際は、かならずプリントアウトする」「文章や内容の詳細なチェックをする際は、プリントアウトしておこなう」という人は多い。経験上そのほうが、作業品質が向上すると知っているためだろう。

現状では、経費削減のためペーパーレス化が極限まで進められている企業も多いと思う。しかし従業員の脳の健康、そして作業品質の向上のため、ペーパーも有効に活用するべきだ。

②脳のメンテナンスのサポートに関しては、なんといっても質のよい睡眠をとることがいちばんだ。睡眠中には細胞の修復や再生が活発になされると同時に、免疫細胞も活性化し、全身のメンテナンスがおこなわれる。脳内でも疲労物質が代謝され、脳細胞が修復さ

れる。さらに前述したとおり、最近の研究では、認知症の原因物質であるアミロイドベータの除去が、睡眠中におこなわれることがわかっている。そのため、睡眠不足などによってこれを邪魔しないようにしたい。

ほかに認知機能をサポートするためサプリメントの摂取を考える人もいると思う。有名どころでは、イチョウ葉、オメガ3脂肪酸（魚油）、ビタミンBおよびビタミンE、朝鮮ニンジン、ブドウ種子抽出物（エキス）、クルクミンなどが定番となっている。

しかし**アメリカ国立老化研究所、および厚生労働省eJIM（イージム：「統合医療」情報発信サイト）では、「現在のところ、多くの研究では、これらが認知機能障害の悪化を防ぐことができるという確固たる根拠（エビデンス）はない」としているので覚えておきたい。**

"管理職の葛藤"が引き起こすメンタル疾患

マネジャー・シンドローム（管理職症候群）

習慣的なストレス状態から引き起こされる、メンタル系の不調についても知っておこう。ビジネスパーソンの日常はストレスにあふれているが、とくに留意したいクライシスとして「マネジャー・シンドローム」が挙げられる。

これは「サンドウィッチ症候群」「管理職症候群」などとも呼ばれている。中間管理職という立場に特有のストレスから発症する、心身の不調だ。症状はイライラ、抑うつ、不安症、睡眠障害などメンタルの不調が中心で、ほかにチック（本人の意思とは関係なく不規則で突発的な動きや発声がくり返し起きる疾患）、頭痛、めまい、筋肉のこわばり、難聴など、人により多様な症状を現す。


管理職に特有のストレスは、非常に複雑だ。上司からのプレッシャーや、思うように動いてくれない部下への苛立ちなど、上司と部下の間で板挟みになる精神的ジレンマ。仕事の重い責任と、それに見合わない処遇による不満。立場上どうしても孤独になりやすく、悩みも仕事もひとりで抱え込みやすい。

また将来の見通しや、自分の限界も見えてくる時期だ。希望や自信を失って落ち込む人もある。さらに年齢的に、ちょうど心身の衰えを感じる頃にあたる。家庭の問題も、子どもの思春期、受験、親の介護など、深刻なものになりがちだ。

ストレス性疾患は、自分で対処することは難しい。またメンタルの不調が悪化していくと、行動力や建設的な思考力も低下してしまう。つまり、治したいと思っても、何をしたらいいのか決めることができず、また行動を起こすことも難しくなっていく。

そのため、症状を自覚したら早めに受診することが求められる。ひとりで抱えず、相談できる相手を持つことも重要だ。

また完治させるには、対症療法だけでなく、原因であるストレス環境の改善や、ストレスとなっている問題そのものを解決することが必要だ。

それには信頼できる理解者をはじめ、社内の相談窓口となっている担当部署や、社会保険労務士、産業医、あるいは外部の医師やカウンセラーなどの協力が重要になる。治療をおこない心身を回復させながら、頼れる人を見つけることが回復の鍵だ。

また予防については、元気なうちに自分に合ったストレスマネジメント法を見つけ、身につけておくことが最大の防衛力になる。病気になってから慌てるのではなく、病気にならないための方策を、明晰な判断力と行動するバイタリティがある時点で始めるといいだろう。

生活習慣がもたらすメジャー疾患を全力予防する

心筋梗塞・糖尿病へと続く道を今すぐ引き返す！

メタボリック症候群

忙しさにかまけてワークアウトをサボる。食事はコンビニ食か丼ものの早食い。ストレス解消の第一選択はアルコール――。ビジネスパーソンにみられがちなライフスタイルは、メタボリック症候群のリスクにあふれている。

メタボリック症候群は、内臓脂肪が過剰に蓄積されていることにプラスして、血圧上昇、空腹時の高血糖、脂質の代謝異常値などがみられる状態のことをいう。正式な病名というわけではないが、脳梗塞や心筋梗塞など重大な生活習慣病の原因となる動脈硬化をはじめ、さまざまな疾患のリスクを高めてしまう。

そのため、厚生労働省は多角的な対策を実施。40～74歳を対象に毎年1回おこなわれている「特定健康診査」は、このメタボリック症候群を含め、動脈硬化のリスクの有無を評価するためのものだ。

ちなみにメタボリック症候群の目立った特徴が肥満傾向だということはよく知られているが、医学的には肥満とメタボリック症候群は異なっている。

- 肥満症……体格指数（ＢＭＩ）が25以上で、かつ肥満が原因の11の健康障害（耐糖能障害・脂質異常症など）のうち1つ以上がみられる状態
- メタボリック症候群……腹囲が男性85㎝以上、女性90㎝以上で内臓脂肪の蓄積がみとめられ、①高血圧、②高血糖、③脂質代謝異常のうち2つ以上、異常がある状態

①収縮期血圧１３０㎜Hg以上かつ／または拡張期血圧85㎜Hg以上
②空腹時血糖１１０㎎／dL以上
③高トリグリセリド血症かつ／または低ＨＤＬコレステロール血症

メタボリック症候群の４つの要素、肥満・高血圧・高血糖・脂質代謝異常は、互いに重

なり合って発症しやすい密接な関係がある。そしていくつかの要素が併存すると、重大な疾患のリスクが跳ね上がってしまう。

たとえばベースとなる肥満に、どれか1つがプラスされると、心筋梗塞など冠動脈疾患のリスクが10倍になる。2つ以上がプラスされた場合は30倍だ。さらに4つすべてがそろってしまうと〝死の4重奏〟ともいわれるハイリスクな状態とされる。

またメタボリック症候群は病気ではないので特有の症状というものはないが、進行してさまざまな疾患を引き起こしていくプロセスを知っておきたい。これはメタボリック・ドミノとも呼ばれている。

最初のステップは、内臓脂肪の増加だ。日本人男性の場合、やせ型や普通の体型の人でも30歳頃からウエストが太くなる「腹部肥満」の人が増えてくる。これは内臓脂肪によるものだ。

実は内臓脂肪は非常にやっかいな存在で、必要以上に増えると脂肪細胞から分泌される生理活性物質の分泌に異常が起こり、高血圧や高血糖、脂質の代謝異常などが生じる。そしてこの状態が進行してしまうと、動脈硬化が促進される。その結果、脳出血や脳梗塞、心筋梗塞、大動脈解離、大動脈瘤破裂など、突然死の原因にもなりうる数々の重篤な病気につながってしまう。

ここで重篤化への鍵になっている動脈硬化は、血管内に脂質が沈着したり、内壁が傷ついたりすることによって、血管が弾力性を失った状態のことだ。弾力性が乏しい血管は破れやすく、また沈着物で内部が詰まり血行が悪化する。この段階では、多くのリスクをはらんだ状態にもかかわらず自覚症状はほとんどないため、健康診断による発見が頼りになる。

またメタボリック症候群では、このような動脈硬化による合併症のほかに、内臓肥満など、ほかの問題がそれぞれ悪化して病気になることもある。たとえば過体重による膝痛や腰痛、高血圧による頭痛、糖尿病による視力低下や腎機能の悪化、末梢神経障害などだ。

メタボリック症候群が発覚したら、自分は今、将来を大きく左右する岐路にあると捉えたほうがいい。そして本気の対策をすぐに始めてほしい。すでに病的な状態であれば医学的治療を受け、生活習慣を見直す。

メタボリック症候群では、とくにカロリーオーバーの食事、脂質・糖質・塩分の多い食事が強い要因となっているが、実はこれらの対策では不充分とされている。生活習慣についてては聖域なくすべての領域、つまり食事・運動・睡眠・アルコール・喫煙・ストレスについて改善することが必要だ。

糖尿病
"複合リスクを抱えた生涯"を予防する！

生活習慣病の代表格となっている、糖尿病。家族や医師から脅されるように、「このままでは糖尿病になりますよ」と生活習慣をたしなめられている人も多いだろう。現実に、糖尿病を発症すると一生のつきあいとなり、生活のさまざまな自由が制限されてしまう。本気で予防に取り組むべき病気だ。

糖尿病は、インスリンというホルモンの不足や作用の低下が原因で、血糖値の上昇を抑える働きが低下してしまい、高血糖が慢性的に続くものだ。重度になると、尿から甘い匂いがするのでこの名がある。

よく知られているように1型と2型があって、1型は自己免疫疾患などが原因、2型は遺伝的要因に過食、運動不足、酒、たばこなどの生活習慣が重なって発症する。日本では、糖尿病の疑いがある人は、成人の6人に1人。およそ1870万人に上っている。

糖尿病の恐ろしさのひとつは、自覚症状がないまま深刻な合併症を併発する点だ。「網膜症」「腎症」「神経障害」の3大合併症をはじめ、動脈硬化が進行して心臓病や脳卒中のリスクも高まってしまう。まずは3大合併症についてみておこう。

失明を食い止める慎重な血糖管理が重要!

糖尿病網膜症

糖尿病になって高血糖の状態が長く続くと、目の網膜に広がっている毛細血管が障害され、やがては失明することになる。進行によって3段階に分けられ、初期の「単純性網膜症」では網膜の毛細血管にコブができて詰まったり、血管が破れて出血したりする。これは薬によって治療がおこなわれる。2番目の段階が「前増殖網膜症」で、血管の詰まりを補うため新たな血管が増殖し始めた状態だ。こちらはレーザー光線で焼き固め、血管の発生を防ぐ治療がおこなわれる。最終段階の「増殖網膜症」では、新生血管が増殖して出血を繰り返し、増殖膜が生じてくる。レーザー治療で対処できない場合は手術となる。

腎機能が低下し最終的には人工透析の生活にも

糖尿病腎症

糖尿病による高血糖状態は全身の血管を傷めるが、腎臓には細い血管が多いのでこれが起こりやすく、その結果、腎機能が低下してしまう。初期はほとんど自覚症状がないものの、進行すると「むくみ」「貧血」「高血圧」などが現れ、最後は人工透析が必要になる。簡単な尿検査で早期発見できるので、血糖コントロールとともに、定期的に検査を受けて腎機能を確認しておくことが大切だ。

昏睡、突然死、下肢切断のリスクをはらむ

糖尿病神経障害

高血糖の影響で、運動神経・知覚神経・自律神経に障害がおよんだ状態だ。運動神経が障害されると、眼球を動かすのが不自由になり、ものが二重に見える、足先が垂れてしまって歩きにくくなるなどの症状がみられる。また知覚神経が障害されると、痛みが生じたり、逆に痛みや寒さ・冷たさを感じにくくなったりすることもある。

自律神経が障害されると、「立ちくらみ」「発汗異常」「下痢や便秘」「消化吸収の異常」

「排尿異常」「勃起障害」のほか、重度に進行すると昏睡に陥ったり、心拍が止まったりして、突然死をすることもある。

もうひとつ注意を要するのは、足先の壊疽《えそ》の問題だ。糖尿病が悪化すると動脈硬化によって足先の血液循環が悪くなり、免疫力の低下も加わって炎症をまねいてしまう。これが悪化すると、しばしば足先の細胞組織が死滅する壊疽になる。このとき神経障害が起こっていると痛みが感じられないため、壊疽が進行し下肢切断にいたる例もある。

糖尿病の3大合併症は、どれも進行すると非常に深刻な状態が待っている。**糖尿病には、生活習慣の改善によって発症する手前で防ぐ「1次予防」、発症してもあきらめずに血糖値を良好にコントロールして健康に生活する「2次予防」、さらに合併症の発症をくい止める「3次予防」があるが、本気で対策に臨んで、なんとか発症、進行を食い止めたいところだ。**

予防と病状コントロールには最新のサポートツールを活用しよう

はたして自分にどの程度の糖尿病リスクがあるのか——。それを知ることから予防は始まる。糖尿病リスクを知るには、年齢・性別・身長・体重・ＢＭＩ・腹囲・喫煙習慣・血圧・脂質異常の有無・運動習慣・食事習慣・既往歴・家族歴などの基本情報のほか、血液検査の数値から予測することができる。

国立国際医療研究センターのホームページでは「糖尿病リスク予測ツール」が公開されていて、情報を入力すると自分の危険度が数値でリアルに示される。健康診断のデータなどをもとに、活用するといいだろう。

また発症してしまってからは、日常生活での血糖コントロールが重要になるが、これまでは血糖値を知るために、患者さんが自分で専用器具を使って指先を針で刺し、血液を採取する必要があった。しかし今ではモニタリングのための器具も進化している。

「FreeStyleリブレLink」は、上腕に最長14日間、貼りっ放しにできるセンサーを装着し、スマートフォンをかざしてスキャンすると、現在のグルコース値や直近8時間の血糖変動傾向、履歴、パターンなどが表示される。インスリンを投与したタイミングや、食事・運動などのメモも記入できるので、それらが血糖値にどのように影響したかが一目瞭然でわかる。管理に大いに役立つツールだ。

調査では、ユーザーの病状コントロールが「FreeStyleリブレLink」を使用しなかったときと比べて向上したことが示されている。

たばこと糖尿病の絶望的な関係

糖尿病の予防にとって、喫煙は大敵だ。たばこを吸うと交感神経が刺激され、血糖値が上昇してしまう。さらにたばこは、体内のインスリンの働きを妨げる。よって糖尿病にかかりやすいという仕組みだ。また糖尿病にかかった人が禁煙できずにたばこを吸い続けると、治療の妨げになるのはもちろん、脳梗塞や心筋梗塞・糖尿病腎症などの合併症のリスクが高まることもわかっている。

国内外でおこなわれた25の追跡調査を統合した研究によると、たばこを吸う人は、糖尿病に関係するほかの要因「ＢＭＩ」「運動習慣」「飲酒習慣」などを適切にマネジメントしても、２型糖尿病に１・４倍かかりやすいことが報告されている。また喫煙本数が多いほど糖尿病になりやすく、禁煙した人ではリスクの低下が確認されている。

予防と進行抑制につとめるなら、たばこは禁物だ。いくら血糖コントロールを心がけても、たばこを吸っているだけでその効果は台無しになる。また禁煙すればリスクはそれぞれ低下していくが、糖尿病ではリスク低下のスピードが緩慢なため、できるだけ早期に禁煙することが重要になる。

ちなみに禁煙すると一般的に太る人が多く、それを逆手にとって「肥満は糖尿病に悪いからたばこはやめられない」と抵抗する人もある。しかし**ニコチン製剤などの禁煙補助剤を使えば、体重増加が抑制できる。やはり禁煙外来を利用して、卒煙することをお勧めしたい。**

「酒は予百薬の長」ではない

たばこと並んで、もうひとつの危険因子はアルコールだ。

実は原因が明らかではないものの、飲酒と糖尿病に関連した研究を多数収集しておこなったメタ解析では、「多量の飲酒は発症を促進する一方で、適度な飲酒は発症を抑制する」という報告もある。ただし多量の場合は糖尿病発症を高め、とくに肝臓や膵臓の障害が加わると、コントロールが難しいタイプの糖尿病になってしまうので注意が必要だ。

また**アルコールの健康全体への影響については、「少量でも好ましくない」という研究が近年発表されているので、これも留意しておきたい。**２０１８年、医学誌『ランセット』に掲載された１９５カ国、５９２の研究結果をまとめたメタ解析論文では、あらゆる病気や事故を含めて総合的にみると、「お酒は少量でも健康に好ましくない」と結論されている。

糖尿病の予備軍、あるいは発症している場合は、もちろん節制が欠かせない。ただし完全禁酒は多くの人にとって現実的ではない。そのため基本的には、「食事療法や運動療法によって血糖がうまくコントロールできていて、合併症もない」という場合には、適度な飲酒は許されている。その量は、純エタノールに換算して1日20グラム（ビール中びん1本、日本酒1合、ウイスキーはダブル1杯、焼酎0・6合）以下、女性はその半量以下だ。

また大酒飲みの場合は、まず量や頻度をコントロールするとともに、健康に配慮した食事をきちんととることが大切だ。食事が不充分なまま飲酒をすると、低血糖になる恐れがある。同じく低血糖のリスクでいえば、すでにインスリン注射や血糖降下剤などで薬物治療中の人は、さらに危険性が高いので注意が必要だ。

またアルコールの量が抑えられていても、つまみが高脂肪、高たんぱく質だとカロリー過多となって高血糖を助長してしまう。低脂肪、高たんぱく質の豆腐、枝豆、イワシ、鶏肉などがお勧めだ。

一方、血糖コントロールがうまくいっていないと合併症の危険性が高まるが、大酒飲みの場合、アルコールの神経毒性とのネガティブな相乗効果によって、早期に末梢神経障害を発症、悪化させることがわかっている。こちらも充分に気をつけよう。

睡眠時無呼吸症候群

〝仕事の能力低下〟から〝突然死〟まで引き起こす！

夜、寝ているときに、自分のいびきや急な息苦しさで目が覚める。あるいは隣に寝ているパートナーから「大丈夫？」と揺り起こされる。そんな経験をしてはいないだろうか——。

この症状は、睡眠時無呼吸症候群（Sleep Apnea Syndrome：ＳＡＳ）の可能性がある。ＳＡＳは、夜間の睡眠中に「無呼吸」と「低呼吸」を繰り返す病気だ。この「無呼吸」とは10秒以上呼吸が停止している状態。そして「低呼吸」とは、吸気の振幅が50％以上減少した浅い呼吸やいびきが、10秒以上続くものをいう。

簡易診断では、①「日中の眠気」「熟睡感がない」「集中力の欠如」「睡眠時にあえぐような呼吸」などがあること、②既定の「無呼吸低呼吸指数ＡＨＩ」が5以上であること、③ほかの病気が否定された場合、という基準がある。

日本呼吸器学会によると、現在、成人男性の約3〜7%、女性の約2〜5%にみられる。女性は閉経後に増加する一方、男性では40〜50歳代、熟した世代の男が半数以上を占めている。

以下は、診断に用いる「無呼吸低呼吸指数AHI」のチェックリストだ。1から8までの場面における、眠気の状態を確認する内容になっている。

それぞれ「眠ってしまうことはない＝0ポイント」「時に眠ってしまう（軽度）＝1ポイント」「しばし

無呼吸低呼吸指数ＡＨＩ　チェックリスト

眠ってしまうことはない＝０ポイント　　時に眠ってしまう（軽度）＝１ポイント
しばしば眠ってしまう（中等度）＝２ポイント　　ほとんど眠ってしまう（高度）＝３ポイント

		0	1	2	3
①	座って読書しているとき				
②	テレビを見ているとき				
③	会議、劇場などで積極的に発言などをせずに座っているとき				
④	乗客として１時間以上続けて車に乗っているとき				
⑤	午後に横になったとき				
⑥	座って人と話をしているとき				
⑦	アルコールを飲まずに昼食をとった後、静かに座っているとき				
⑧	自動車を運転中に信号や交通渋滞などにより数分間止まったとき				

ば眠ってしまう（中等度）＝2ポイント」「ほとんど眠ってしまう（高度）＝3ポイント」でポイントを計算してみよう。

このチェックでポイント総数が「5～15未満」は軽症、「15～30未満」は中等症、「30～」は重症となる。正確に診断するには、携帯型装置による簡易検査や睡眠ポリグラフ検査（PSG）で睡眠中の呼吸状態の評価をおこなう。軽症であっても、受診の機会を持ったほうがいいだろう。

SASの中心的な症状はおもに2つだ。ひとつは「日中の眠気」。夜間に熟睡できないため日中に眠気が強くなり、集中力が低下する。仕事の作業効率はダウンするし、眠気のため交通事故や労働中の事故につながる可能性が高くなる。

もうひとつの症状は、無呼吸と低呼吸をくり返すことによって起こる「低酸素状態」だ。これは起床時の頭痛をはじめ、心臓への負荷も大きい。高血圧、糖尿病、心筋梗塞、脳卒中などの合併症を起こしやすくなる。さらに最悪の場合は、突然死につながることもある。

無呼吸、低呼吸が生じるメカニズムはシンプルだ。睡眠時にオトガイ舌筋の活動が低下することによって、舌根（舌の付け根の部分）部が上気道に落ち込んでしまう。そのため上気道が狭くなり、呼吸を妨げる。この原因は、おもに2つのパターンが挙げられる。

圧倒的に多い原因は肥満だ。肥満によってのどの周りに皮下脂肪がつきすぎると、上気道が狭くなる。さらに舌根が肥大すると、睡眠中にゆるんだとき、上気道がいっそう狭くなってしまう。

もうひとつは骨格的な問題で、顎が小さいことが原因になる。顎が小さい人は、のどの断面積も小さく、上気道が狭い。SAS患者の3割はこちらのタイプだ。

治療は、減量が根本的治療として重要になる。しかしすぐには痩せられないので多くの場合、治療用器具を使用する。もっともメジャーな手法は「CPAP（Continuous Positive Airway Pressure：シーパップ：経鼻的持続陽圧呼吸療法）」だ。

これは睡眠時に鼻マスクを装着し、呼吸に合わせて空気圧をあたえる装置だ。のどの奥の軟口蓋《なんこうがい》という部位や、舌を持ち上げて、上気道を開かせる。これを装着すると、いびきや無呼吸をほぼ100％解消することができる。

スペインでおこなわれた調査研究では、この治療の大きな有効性が示されている。「SAS患者ではないがいびきがある人」「SAS患者（軽症）」「SAS患者（重症）」「CPAP治療を受けている人」を10年間にわたり調査し、健康な人と比較した調査だ。

結果は、健康な人と比較して「SAS軽症患者」は2倍、「SAS重症患者」は4倍以上の人が、心筋梗塞もしくは脳卒中で死亡した。その一方、「CPAP治療を受けていた人」は、治療をしなかった「SAS軽症患者」よりも死亡率が低かった。心筋梗塞や脳卒中による死を、CPAPは大きく救うことができると示している。

またカナダのウエスタン・オンタリオ大学では、SAS患者210人に対して、CPAP治療の「開始前」と「開始後」の3年間にわたる交通事故率を調査した。すると「開始前」の事故率は一般の人の約3倍だったが、「開始後」は一般の人と同程度にまで低下した。

CPAPのほか、治療に「マウスピース（口腔内装置）」が使われることもある。これは上下の歯に装着して下顎を前方にずらすことにより、のどを拡げるもので、AHIを平均6〜7割減らす効果がある。ただし肥満の場合は舌根が持ち上がらず、効果が得にくい傾向がある。

このようにCPAPをはじめ有効な治療法はあるものの、SASの根本治療には肥満の解消と生活習慣の改善が欠かせない。「禁酒（減酒）、禁煙（節煙）をする」「可能なら睡眠薬をやめる」「横向きに寝る」など、基本的なケアを忘れないようにしたい。

ピロリ菌

〝いつもの胃痛〟と〝胃がんリスク〟を除菌治療で遠ざける！

ストレスが直撃しやすい代表的な臓器は胃腸、とくに胃痛は多くのビジネスパーソンにとって馴染みの不調となっている。

一般的に、胃痛への対処の第一選択は、対症療法として市販の胃痛薬を飲むことだ。しかし仮にそれで一時的におさまっても、ストレスの原因であるストレッサーへの対処や、自身のストレスの受け止め方、かわし方、乗り越え方などストレスマネジメントが改善されなければ、胃へのダメージを受け続けることになる。

また市販の胃薬も、適切なものを選ばないと痛みがとれないどころか、逆効果となって胃へのダメージを増してしまうこともある。店頭の薬剤師に相談して選んでもらうほうがいいし、胃の不調が頻繁に起きるようなら受診が必要だ。

そもそも胃の問題については、原因がただのストレスや暴飲暴食とは限らない。後に重大な病気につながる「ピロリ菌」に感染していて、それが基礎的な要因になっている可能性もある。ピロリ菌への対処は、胃がんリスクを最小化する有用な治療なので、すべての人が感染検査と除菌治療をおこなうことが望ましい。

ピロリ菌（ヘリコバクター・ピロリ：Helicobacter pylori）は、胃の表層を覆う粘液の中に住みつく菌だ。それ自体が重大な症状を起こすものではないが、感染したまま放置しておくと慢性胃炎、胃潰瘍、十二指腸潰瘍、胃がん、ＭＡＬＴリンパ腫、特発性血小板減少性紫斑病などが引き起こされることがある。

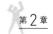

中でも胃がん発症との因果関係が強く指摘されているため、胃がんの患者数が多い日本においては、ピロリ菌の除菌はより重要性が高いといえるだろう。ちなみにピロリ菌の単離、培養にはじめて成功したオーストラリアの研究者は、この功績で２００５年にノーベル医学・生理学賞を受賞している。

ピロリ菌の感染経路は、はっきりとわかっていないが、水や食べ物と一緒に口から入るという説が濃厚だ。そのため公衆衛生の整備が進むにつれ、感染者の数は減っている。日本では60代以上の80％が感染し、若くなればなるほど少ない。10代以下では10％以下と見積もられている。

感染しやすい人は、免疫システムが充分に発達していない、おおよそ4歳以下の乳幼児、ステロイドにより免疫が抑制されている人、そして慢性の腎臓病の人が挙げられる。

実際に感染すると、ピロリ菌は胃の中でたくましく生き続ける。ほとんどの菌は、胃液に含まれる塩酸にやられて死滅してしまうが、ピロリ菌は特別な酵素を出して生き延びる。そして**感染から数十年で、3～5％程度の人が胃がんを発症するといわれている。ほかに感染者のおおむね10～15％程度が、胃潰瘍や十二指腸潰瘍などの消化性潰瘍を起こすこともわかっている。**

そのため早い段階での治療がポイントになるが、ピロリ菌は感染後に特徴的な自覚症状が出現しない。感染早期に一時的な急性胃炎、「表層性胃炎」が起きることがあるものの、胃の痛みや違和感は「よくある症状」なので、感染に気づくことは難しい。

実際に、日常的に胃の不調を抱えながら「いつものことだから」「たいしたことではない」と受診しない人は多くみられる。また注意したいのは、受診しても医師がピロリ菌感染の有無を検査しないで、そのままになってしまうケースも少なくないことだ。そしてある日、放置できない痛みを自覚して病院に駆け込んだ結果、胃がんが発覚する、というケースもある。胃がんの人の99％にピロリ菌が確認されることは、ぜひ覚えておいてほしい。

そこで胃痛などの症状がある人はもちろん、とくに問題がなくても、ぜひ機会をつくりピロリ菌の感染検査を受けてほしい。将来の胃がんリスクを大きく低減できるのは、非常に大きなベネフィットだ。

検査は、おもに「抗体検査（血液検査）」と「尿素呼気試験」の2種類がある。尿素呼気試験は、検査用の薬を飲む前後の呼気を調べるものだ。検査法の選択肢はほかにもあり、胃カメラを使用して酵素の有無を調べる「迅速ウレアーゼ試験」、胃粘膜に染色をして顕微鏡観察する「鏡検法」、採取した胃粘膜を培養する「培養法」、また検便によって抗原の有無を調べる「糞便抗原測定」という方法もある。

保険診療で検査と治療をおこなうには条件があり、事前に胃内視鏡検査で「胃炎」「胃潰瘍」「十二指腸潰瘍」の確定診断を受けている必要がある。健康診断の血液検査の結果だけでは適用されない。ただし将来的なベネフィットの大きさを考えると、自費でも受ける価値は充分だ。

感染している場合の治療は、抗生物質2種類と胃薬を組み合わせ、1週間、服用する。4週間後に除菌の判定をおこない、まだ菌が残っていた場合には、別の抗生物質に変更してさらに1週間の追加治療をおこなう。

この除菌治療ができない、あるいは注意したほうがいいケースは、ペニシリンアレルギー、腎機能低下、逆流性食道炎がみられる人々で、ほとんどの人は問題なく受けられる。

そして気になる除菌の効果だが、1次除菌で70％以上が治癒できる。2次除菌までおこなった場合は、全体の90％以上とされている。また除菌後の再発率については、0・2～2％というデータが伝えられている。しかしそもそもの除菌判定が正確だったか確認されていないため、議論が続いている。

では、こうして完全に除菌すれば胃がんにはかからないのだろうか？

実は除菌後にも、1～2％程度の人に胃がんの発生が認められている。この場合は、除菌された時点ですでに胃がんの初期であったか、もしくは除菌後に「萎縮性胃炎」が続き、それが胃がん発生の素地になった可能性がある。

もちろん除菌後のケアや治療で、この可能性を減らしていくこともできる。まずは大きなリスクを除菌治療で排除しておくのが合理的だ。

即効性と高効果の〝メディカル活力チャージ〟
にんにく注射

現代の男性はみな疲れている。しかし頑張ることから逃げるのは、なかなか難しい。そんなとき、よいサポートとなるのが「にんにく注射」だ。

これはにんにくのひとつの有効成分であるビタミンＢ１を配合した、水溶性ビタミンの栄養注射だ。ドリンク剤とは異なり、有効成分を直接、静脈に注入するので摂取効率がよく、即効性もある。同じ量のビタミンＢ１をとるにはにんにくを何十個も食べる必要があるので、それと比べたらはるかに手軽だ。

今では疲労回復、活力のアップ、風邪のひき始めや胃腸炎のケアなど、健康状態の底上げを目的とした、手軽で即効性のあるケアとして広く定着している。

にんにく注射は、そもそもスポーツ選手が運動のパフォーマンスを向上させるために打っていたものが評判となり、一般に広がったといわれている。**ビタミンB1は炭水化物の代謝を促す作用があり、これがスポーツ選手のパフォーマンス向上に貢献したと思われる。**

ちなみににんにく注射には、にんにく由来の成分は含まれていない。この呼び名は静脈に注射した際、血液を通じて鼻の粘膜に、にんにくに似た匂いがすることからきている。これはビタミンB1に特有な匂いだ。


現在のにんにく注射の愛用者は、疲労困憊しているケースだけでなく、もともとバイタリティ旺盛な人が、より仕事で活躍をするために活用しているケースが多い。

ドリンク業界でも、かつての「滋養強壮」「疲労回復」という「マイナスをゼロに押し上げる」というコンセプトから、「ゼロをプラスに、マイナスをプラスに押し上げる」というコンセプトに変わり、「疲労回復ドリンク」ではなく「エナジードリンク」として若い人々にも愛飲されている。こうした意識の変化が、にんにく注射の愛用者にもうかがえる。

そのため定期的に打つ人、あるいはとくに疲労感はなくても、ここぞという頑張り時を控えたタイミングで注射を打ちに訪れる人が非常に多い。さらに「ダブルで（倍量で）」という積極的なリクエストもしばしば受ける。過剰摂取など副作用の心配がほとんどなく、また保険は効かないが診療費がかからず安価なので、継続しやすい点もメリットだ。

不足しがちなビタミン、ミネラル、酵素、食物繊維などのサプリメントをとることも大事だが、効果も不明なまま漫然と摂取してはいないだろうか？　経口摂取とは異なるビビッドな効果を体感し、上手に取り入れることをお勧めしたい。

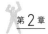

健康寿命を最大化する
これからのアンチエイジング

遺伝子の影響を超える「長生きの条件」は何か？

世間にあふれる健康情報の中で、つねに人気を博しているテーマは「楽に痩せられる方法」、そして「長生きの秘訣」だ。マウントサイナイ医科大学、老年医学科で高齢者の診療にあたっている山田悠史医師は、大規模研究をもとに、長寿の要因についていくつかの重要なポイントを指摘している。


ひとつは「寿命は遺伝子によって決まっているわけではない」という事実だ。

「長生きできるかどうかは、ある程度、遺伝子で決まっている」と考える人は少なくない。

これについて山田医師は「50歳まで生きるかどうかに、遺伝子はそれほど影響しないが、

70歳になった人が、その後10年、20年と長生きをして90歳に到達できるかどうかについては遺伝子の影響がかなり大きい」としている。

ある研究では、デンマークの研究者が双子の寿命が近いかどうかを、一卵性双生児と二卵性双生児について比較した。もし遺伝子が強く関連するなら、遺伝子が同じ一卵性双生児のほうが、双子の寿命が近接するはずだという仮説をもとにした研究だ。結果は60歳未満では寿命は遺伝子の影響をほとんど受けず、60歳を超えると一卵性双生児の寿命が互いにより近づいていくことが確認された。**現在では、寿命を左右する要因として遺伝子はおよそ25%、あとの75%は生活習慣や環境によると理解されている。**

もうひとつは「ややポッチャリ体型（BMI22～25）のほうが長生きする」。『ランセット』に掲載された論文では、およそ1060万人を対象に13年以上におよぶデータを解析し、BMIと死亡リスクは強く相関していると明らかにしている。BMIが低すぎても高すぎても死亡リスクは高くなり、もっとも低いのは22～25。ただしこの研究では、同じBMIでも筋肉質の人と脂肪の多い人ではどのように異なるかといった点については調査されていないので、基本的な傾向としてとらえておきたい。

また食事については「ベジタリアン食は健康によいが、ビーガン食は問題あり」としている。

　肉や魚をとらないベジタリアン、さらに乳製品を含めて動物由来の食材・調味料を一切使わないビーガンの人々には、健康意識が高い人々が多い。しかしベジタリアンは比較的、健康状態が良好だが、厳格なビーガンはビタミンB12など、野菜や果物だけでは摂取できない栄養素が欠乏するなど、健康に問題があると指摘されている。

　エビデンスに支持されたお勧めの食事法としては「地中海式ダイエット（食事法）」が挙げられる。地中海式ダイエットは、オリーブオイル、緑黄色野菜、果物、きのこ類、豆類、ナッツ、穀類などを基本食材として毎日とり、魚介類、鶏肉、卵を週2回ほど、肉類は月に2〜3回食べるというものだ。

　スペインの55〜80歳の7400人を対象にした研究では、1日のうち1食以上を地中海式ダイエット食にするグループと、脂肪の量をやや制限した食事をとるグループで比較。5年にわたる追跡調査では、地中海式ダイエットを実践したグループは心臓病の発症率が低いことが明らかになった。

　山田医師はほかに、運動については「1日に歩く歩数が多いほど死亡率は低くなる」、睡眠については「1日7時間程度の睡眠をとる人はもっとも認知症のリスクが低い」など、本書でお伝えしてきたものと同様の運動、睡眠のポイントを、健康で長生きするための秘訣として挙げている。やはり日常生活で、エビデンスに支持された正しい習慣をコツコツ続けることが重要だ。

老化細胞を掃除する「GLS1阻害剤」と遺伝子スイッチ「エピゲノム」

アンチエイジング医学は現在、非常にエキサイティングな状況を迎えている。

従来、健康増進目的のアンチエイジングといえば、哺乳動物の胎盤成分であるプラセンタをはじめ、ビタミン、ミネラル、酵素、そして抗酸化作用を持つさまざまな物質のサプリメントが定番だった。

これらは若々しさを保つため、有益に働く。とくにプラセンタはもともと胎児に栄養や酸素、ホルモン、生理活性物質、各種の成長因子などを供給する器官だ。必須アミノ酸、ペプチド、ビタミンをはじめ、生理活性に作用する成分が豊富に含まれている。

現在のところ、プラセンタ治療を健康保険で受けられるケースは「肝機能障害」と「更年期障害」「乳汁分泌不全」に限られている。しかし作用については、①自律神経の調整、②強肝・解毒作用、③基礎代謝の向上、④免疫力の増強、⑤抗炎症作用、⑥内分泌調整作用、⑦活性酸素の除去、⑧血行促進・造血作用など、幅広く期待できる。

その一方で、近年、老化のメカニズムについて数々の発見があり、新たな治療法が期待できるような研究成果もいくつか登場している。中には動物実験において、研究者たちが驚嘆するような効果を示したものも存在する。それらの仕組みと効果を簡単に説明しよう。

身体から「老化細胞」を取り去り老化を遅らせる！

GLS1阻害剤

歳をとると、体内には「老化細胞」ができる。老齢マウスを使った実験によると、身体からこの「老化細胞」を取り除くと、動脈硬化や腎障害など、加齢性の病気にかかる年齢を遅らせることができ、健康寿命を延ばせることが示されていた。ところが「老化細胞」は多種多様だ。そのため、それらを取り除く方法が見つかっていなかった。

発見したのは東京大学医科学研究所の、中西真教授らの研究チーム。「老化細胞」が生き残るために必要な「GLS1」を見つけ、その働きを邪魔する薬、「GLS1阻害剤」

を開発した。

これを加齢性疾患のマウスに投与すると、狙いどおりに老化細胞だけが死滅して、その結果「肥満性の糖尿病」「動脈硬化症」「非アルコール性脂肪肝」の症状を改善することができた。もちろん、がんをはじめとするほかの加齢性疾患への効果も期待できる。この研究結果は2021年、科学誌『サイエンス』に掲載され、世界から注目を集めている。

やっぱり「腹八分目」「すきっ腹」は老化予防にも効果的！

エピゲノム

ハーバード大学医学大学院のデビッド・シンクレア教授が注目したのは、「エピゲノム」だ。人間はおよそ2万種類の遺伝子を持っている。食べ物を分解するための遺伝子もあれば、筋肉をつくるための遺伝子もあれば、病気と関連する遺伝子もある。

しかし2万種類の遺伝子がすべて、つねに使われているわけではない。細胞をつくるときに、どの遺伝子を使い、どの遺伝子を使わないかを決めて、スイッチをオン・オフしているのが「エピゲノム」だ。

研究により、これがうまく働かなくなることで、老化の症状が始まるという一面があるとわかった。そこでエピゲノムの働きを保つための治療が指導されている。食事を1日1回、もしくは2回に制限する「減食」や「断食」だ。

カロリー制限や空腹の時間帯を確保することでさまざまな健康効果があることは知られていたが、新たな方向からその仕組みと効果が裏づけられたことになる。

もうひとつ、抗老化治療の決定版と目されているのが「NMN（ニコチンアミドモノヌクレオチド）」だ。メカニズムを知るには、「NAD（ニコチンアミドアデニンジヌクレオチド）」そして「サーチュイン遺伝子」がポイントになる。

“生涯現役”のスーパー高齢者になれる？ 抗老化成分「NMN」

「飲むだけで老化を予防し、若返りまで実現できる」と聞かされたら、誰でも疑いを持つだろう。だが、これは多くの動物実験を経て明確に示されていることだ。「NMN」という成分をとるだけで、見た目の若々しさや活力が保たれ、現状より若返ることもある。さらに数々の加齢性疾患を予防・改善する可能性もある。

ＮＭＮについて説明する前に、まずは老化の仕組みに目を向けよう。鍵を握るのは「長寿遺伝子」とも呼ばれる、「サーチュイン遺伝子」だ。

２０００年、マサチューセッツ工科大学のレオナルド・ガランテ教授と今井眞一郎博士研究員（現ワシントン大学医学部教授）は、サーチュイン遺伝子の機能を強めるだけで、寿命が延びることをつきとめた。この研究は科学誌『ネイチャー』に掲載され、世界中から大きな反響を受けた。

両氏はさらに、「サーチュイン遺伝子」を活性化するには、「ＮＡＤ」という補酵素が必要なことを発見した。ＮＡＤは体内でつくられる抗老化ビタミンのようなもので、サーチュイン遺伝子とともに、両輪のように働いて寿命を延ばしてくれる。

身体の中でＮＡＤを増やしてサーチュイン遺伝子を活性化すると、マウスを用いた実験では、ほぼすべての加齢現象に対して改善効果が期待できるとされている。具体的には、認知機能の低下・視力の低下・難聴・運動機能障害・全身の炎症・心血管障害・腎機能障害・肥満・糖尿病・脂肪肝・インスリン抵抗性・免疫機能の低下・自己免疫疾患・不妊・

がんを予防、改善すると見込まれている。

ではNADを増やすにはどうしたらよいのだろう？　NADは20歳の頃をピークに加齢とともに減少して、80歳では限りなくゼロに近づいてしまう。外部からサプリメントでとってはどうか？　しかしNADは経口摂取しても消化されてしまう。そこで開発されたのが、摂取すると体内でNADに変換される「NMN」だ。

NMNはビタミンB3の中に含まれる成分のひとつで、自然の食品、たとえば枝豆、ブロッコリー、キャベツ、アボカド、トマト、きのこ、牛肉、エビなどにも含まれる。ただしごく微量だ。現在の研究で、安全かつ抗老化に必要と思われる1日のNMN量250㎎をとるには、トマトなら600個、ブロッコリーなら4000房を食べなくてはならないため、食べ物から摂取するのは現実的ではない。サプリメントで効率よくとるといいだろう。

NMNの威力をうかがわせる研究は、続々と追加されている。

開発の先駆者となった今井眞一郎教授は、糖尿病マウスにNMNを投与したところ、血糖値を正常に保つ処理機能「耐糖能」と「生体リズム（体内時計）」が正常化し、炎症を起こす遺伝子も抑えられることを確認した。

またアルツハイマー型認知症になっていたラットは、10日間の投与で、空間学習能力や記憶力がアルツハイマーではないラットと同じ程度まで回復した。記憶をつかさどる脳の海馬が萎縮していたラットも、ほぼ健康に近い状態まで回復をみせた。認知症が回復するなど、医学の常識を覆すような現象だ。

さらにデビッド・シンクレア教授は、人間でいえば60歳にあたる生後22カ月のマウスにＮＭＮを投与する実験を実施。すると１週間後には、生後６カ月のマウスに相当する筋肉に若返っていた。これは人間でいえば20歳にあたる。時計の針を、40年分、巻き戻したかのような変化が確認されたのだ。

ヒトへの応用が期待される中、現在は、ＮＭＮの安全性について基本的なレベルで確認ができたため、有効性を検証するための臨床研究がおこなわれ始めている。

２０２１年に『サイエンス』に掲載された、今井眞一郎教授のチームによる臨床試験では、前糖尿病（糖尿病予備軍）・肥満・閉経後の女性25人（55〜75歳）を２グループに分け、一方は1日250㎎のNMN、他方はプラセボ（偽薬）を10週間、経口投与。その結果、NMNをとった人々の筋肉で、血糖値を下げるホルモンのインスリン感受性が平均25％上がり、糖の取り込み機能が改善したことが示された。

今井教授によると、これは体重を10％減らした場合や、糖尿病治療薬（トログリタゾン）を12週間摂取した場合の効果に匹敵するという。またNMNをとった人々では、筋肉の再構築を促す遺伝子の働きが高まったこと、そして抗老化の鍵を握るNADも増加したことが確認された。

この結果からは、まだ「NMNは2型糖尿病を予防する」「老化を抑制する」などと結論することはできない。しかし抗老化作用について、大きな期待をつなぐ研究となっている。

人生100歳があたりまえ、しかも介護を受けることなく自由に活動して人生を堪能できる。そんな日が近く実現するかもしれない。社会、ビジネス、そしてあなたの人生はどのような姿に変わっていくだろうか――。

年1回の健康診断を有効活用する方法

「意味がない」「リスクがある」健康診断・がん検診・人間ドックに潜む問題点

健康診断の機会は、会社勤めをしている人なら年1回の「定期健康診断（職場健診）」をはじめ、生活習慣病予防を目的に40～74歳の人におこなわれる「特定健康診査（メタボ健診）」、任意の「付加《ふか》健診」、ほかに「がん検診」や自由診療の「人間ドック・脳ドック」などさまざまある。

ただし、あまり意味がない健診もあるし、診断結果の解釈に誤解が多いため、健康増進に活かされていないケースも少なくない。ここではまず各健診について、注意点や問題点をお伝えしておこう。

職場で実施される「職場健診」では、血液検査、尿検査、心電図や胸部エックス線検査などがおこなわれる。歳を重ねるにつれて多くのビジネスパーソンが気にするのは「コレステロール値」「肝機能数値」だが、血液検査の数値の見方にはポイントがある。

検査項目の詳しい説明は後述するが、たとえば動脈硬化の原因となるコレステロールについて、「総コレステロール値が高い」という理由で、コレステロール低下薬を飲み始める必要はない。善玉コレステロール（HDL）、悪玉コレステロール（LDL）のバランスがとれていれば問題なく、そのバランスを示す「LH比」に着目して判断するべきだ。

また酒好きな人は「γ-GTP（ガンマ・ジーティーピー）」の値を気にするが、これは飲んだアルコール量に比例して数値が上がるもので、飲むのを控えればすぐに下がる。慢性肝炎や肝硬変の兆候を見つけたいなら、肝障害の程度を示す「ALT」の値をチェックしよう。

「メタボ健診」については、その在り方に大きな疑問符がついている。たとえば「腹囲85cm」がひとつの基準とされていて、これを超えると保健指導の対象となる。

しかし京都大学の福間真悟准教授らがおこなった、健診データの大規模解析によると、「腹囲の基準値を上回った人々に保健指導をおこなったところ、体重・ＢＭＩ・血圧・血糖値・悪玉コレステロール値の改善はみられなかった」とされている。

ほかに「がん検診」「人間ドック・脳ドック」で、ＣＴ（Computed Tomography：コンピュータ断層撮影）やＰＥＴ（Positron Emission Tomography：陽電子放出断層撮影）の検査を受けるケースがあるが、こういった高度な専門的検査についても、一概に「受けたほうがいい」とは言い難い。

ひとつの理由は放射線の被ばくリスクだ。エックス線検査と比べても被ばく量が多く、ＣＴでは5～30ミリシーベルト、ＰＥＴでは2～20ミリシーベルトになる。

２００４年、医学誌『ランセット』に掲載された論文では、「日本のがん患者の４・４％は、診断のために受けたＣＴやエックス線による放射線被ばくが、がんの発症に起因している可能性がある」とも警告されている。

もうひとつの理由としては、過剰診断・過剰治療などのリスクが挙げられる。たとえば通常、ＰＥＴはがんの転移の状態を調べるために使われ、撮影前に飲む検査薬もがんの種類に合わせて適切なものが選ばれる。しかし人間ドックのPETでは画一的にブドウ糖が使われることが多く、そのため良性の腫瘍が写ってしまい、不要な検査や治療がおこなわれるケースや、反対にがんであるのに写らないケースもある。

「がん検診」に関しては、実は「死亡者を減らすことができる」というエビデンスはない。

たとえば一般的に「胃がん検診がおこなわれるようになって、胃がん死亡者が減少した」という情報が広まっているが、実は胃がんの死亡率は検診制度が始まる以前から右肩下がりに減少していて、検診受診率の変化とはまったくリンクしていない。実際には塩分摂取量の低下が、胃がん死亡者減少の原因ではないかという推測もされている。

また乳がん検診のマンモグラフィーについても同様だ。２０１５年に発表された約５万人を10年間追跡したハーバード大学の大規模研究では、「検診受診率が10％増えると、乳がんが発見された人は16％増えたが、乳がん死亡率は減少していない」という結果になっている。

こうした流れを受けて、厚生労働省や医学関連団体は、がん検診の在り方について見直しを検討している。「本当に必要なのか」「リスクよりベネフィットが大きいのか」——。健康診断は最新の情報を得ながら、うまく活用していこう。

検査結果を読み解くスキルを身につけよう

健康診断は情報の宝庫だ。尿酸値は痛風のリスクを示して、激痛に見舞われる惨事から救ってくれる。またアルコールを飲まないのに肝機能数値が悪ければ、脂肪肝の可能性を示唆してくれ、筋肉増強に励んでいる人が腎機能数値を悪化させていれば、筋トレのし過ぎだという忠告になる。

ところが検査項目は見慣れない英字で書かれているし、数値がズラズラ並んでいても、その意味がわからない。そのため、せっかく健康診断を受けても情報を活かせず、だんだん不健康になっていく残念なケースが多い。

身体からの繊細なメッセージを受け取り、重大な疾患のリスクを回避して、日々、活躍できるよう、ぜひ健診結果を読み解ける、知的でカッコいい男を目指したい。

まずは一見、取っつきにくい健診の検査結果から、注目するべきポイントをピックアップして、そこに何が示されているのかを理解しておこう。

生活習慣病リスクを知る基礎情報！

血圧

基準値は最高血圧130㎜Hg未満、最低血圧85㎜Hg未満。高めの場合は、塩分のとりすぎ、運動不足、ストレス、肥満についてチェックしよう。塩分のとりすぎは血中の水分を増やし、その影響で血圧が上がる。また強いストレスを受けるとアドレナリンの分泌などの影響で、やはり血圧が上昇する。できれば血圧計を自宅に用意し、モニターしながら生活習慣を整えていきたい。

糖尿病や動脈硬化の危険度を把握！

血糖

血糖は、血液中のブドウ糖の値。高血糖の状態が続くと血液がドロドロになって流れにくくなり、重度になるとブドウ糖が血管を詰まらせてしまうこともある。空腹時血糖が100㎎／dLを超えると糖尿病の発症リスクが2倍以上になるので要注意。また110㎎／dL以上は、糖尿病の可能性があるので、詳しい検査を受けて状態を確認することが重要だ。

普段の血糖値の平均値を知る！

HbA1c

ＨｂＡ１ｃ（ヘモグロビン・エーワンシー）は、ブドウ糖と結びついたヘモグロビンの値。過去３～４カ月の血糖値の状態が反映される。血糖値と異なって、検査前の食事や運動の影響を受けないので、血糖値の平均のよい目安となる。「５・６％未満＝正常範囲」「６・０～６・４％＝糖尿病予備軍」「６・５％以上＝糖尿病」とされる。

自覚しづらい腎機能の低下をチェック！

尿素窒素

尿素窒素はたんぱく質を代謝してできた、本来は尿として排泄されるべき老廃物の値。血中の値が高いと、腎臓の機能が低下しているか、たんぱく質を多く代謝したと判断でき、クレアチニンと併せて腎機能の指標となる。値が高いケースは、腎機能低下のほか、筋トレなど激しい運動をした後や、けがをしたとき、高たんぱく食を食べたとき、消化器の出血、発熱しているときなど。著しく高い場合は腎炎や腎不全の疑いもある。

筋肉の老廃物が腎機能の状態を示す！

クレアチニン

クレアチニンは、たんぱく質が代謝されてできた老廃物。尿素窒素と同じく、本来は尿として排泄されるものだが、腎機能が低下していると処理が進まず血中にたまってしまう。そのほか尿素窒素と同様に、筋トレなどの運動、けが、高たんぱく食の摂取などによっても値が上昇する。著しく高い場合は腎炎、腎不全の可能性を検査する。

飲酒の影響をダイレクトに反映！

γ－GTP

γ－GTPは肝臓や腎臓でつくられる、解毒作用に関係する酵素の値。肥満や過剰な飲酒によって多くつくられると、血中に出てきて値が上昇する。51u／ℓ以上は、肝機能障害の疑いがあるとされる。とくに過度の飲酒によるアルコール性肝障害で値が顕著に上昇し、ほかに閉塞性黄疸、胆石症、肝炎、急性膵炎の診断にも用いられる。

肝障害のレベルを把握できる！

AST・ALT

ＡＳＴ・ＡＬＴは、どちらも肝細胞で産生される酵素。アルコールの影響などで肝臓が障害され肝細胞が壊れると、血中に出てきて値が上昇する。とくにＡＬＴは、肝障害の程度を知るのに適している。健康な人はＡＳＴのほうが高値だが、肝障害では逆転する。基準値はともに30以下。

悪玉・善玉のバランスに着目！

総コレステロール・HDL・LDL

総コレステロールは脂質の一種で、細胞の機能調節や栄養吸収などに関する働きをし、細胞膜の材料にもなる。ＨＤＬは善玉コレステロール、ＬＤＬが悪玉コレステロール。ＨＤＬは全身の余分なコレステロールを回収し、ＬＤＬが全身にコレステロールを運搬するので、バランスが重要になる。バランスを示すＬＨ比が２・０以上だと動脈硬化、２・５以上では血栓が疑われる。心筋梗塞や脳梗塞のリスクも気にかけたい。

動脈硬化、脂肪肝の兆候を捉える！

中性脂肪

中性脂肪は脂肪の一種で、エネルギーを貯蔵する役割を持つ。食べすぎ、アルコールのとりすぎ、肥満によって高い値になる。また、動脈硬化の発症、進行にも関係しているので注意する。高いケースでは脂質異常症、脂肪肝、動脈硬化症、甲状腺機能低下症の可能性、低いケースでは低栄養、甲状腺機能亢進症の可能性も確認する。

痛風のリスクを早めにキャッチ！

尿酸

尿酸は、細胞核の成分であるプリン体が分解された老廃物。血管を巡った後に腎臓で処理され排せつされるが、腎機能が低下していたり、プリン体の材料になる食べ物をとりすぎると高い値を示す。基準値を超えると高尿酸血症と診断され、痛風に対するハイリスクな状態となる。

検査結果の意味がわかると、自分の数値が示している意味、つまり将来的にどのような疾患の可能性があり、自分はそれにどの程度、接近しているのかが理解できる。検診結果の現状には、過去のライフスタイルが反映され、同時に将来の健康レベルが映し出されているわけだ。じっくり読み込んで役立てていきたい。

健診の健康効果は〝受け方〟で決まる

健康診断を自分の健康アップに活かすうえでは、もうひとつ、注意点がある。健康診断では、できるだけ普段のリアルなデータを入手することが重要だ。とくに飲食や運動などによって、数値を攪乱するようなことがあってはいけない。

ここでは〝使えるデータ〟を入手するための、健診前のNG事項を挙げておこう。

- 健診の1週間前から禁酒して、肝機能数値を少しでも健康的にする
→1週間では肝機能の数値に変化は及ぼせないし、まずつけ焼き刃でよい数値を出そうとすることが間違っている

・少しでも体重を減らしたいので、健診当日は水も飲まずに臨む
↓多少、軽くなるかもしれないが、摂取水分量も減って尿酸値などに影響する可能性もあるのでお勧めできない
・毎日筋トレをしているので、健診前日も思いきり鍛える
↓筋トレは筋線維を傷つけるので、クレアチニン数値などに影響が出る。前々日からは、筋トレもプロテインの摂取も控えるよう心がけること
・糖質制限を頑張っているので、いつもどおりの糖質制限食を食べていく
↓糖質制限をしていると、血糖値など糖代謝の検査に関して正確な診断ができない。そのため健診前3日間は、1日150グラム程度の糖質をとる
・健診前夜でも、かまわずセックスに励む
↓尿検査の際に、精子が混入して尿たんぱくが陽性になることがある。再検査を指示されてしまうので、控えたほうが賢明

こういった注意事項を守り、健診結果の意味を正しく理解し、行動に移すことで、ようやく健康診断の威力が発揮される。しかしもう一歩進んだパーソナルな健康診断を検討し

ているなら、検査メニューに加えてほしい項目がある。

心身に秘かに影響をおよぼす「ストレスチェック」、老化の進行度合いを見極める「酸化ストレスチェック」、精神的なバイタリティや仕事のパフォーマンスにも影響する「ホルモンチェック」、知らないうちに感染していることも多い「性感染症検査」、そして胃がんリスク低減に大きく貢献する「ピロリ菌検査」だ。

全身の健康を包括的に捉え、将来のリスクまで見据えた健康診断を、信頼できる医師のもとで受ける。そして生活習慣の改革プランを実行してほしい。

生活習慣は、自分に馴染んだ心地よい過ごし方だから変えたくないと思う人は多い。また仕事がらみの習慣については、修正が難しいこともある。そういった人も年1回の健康診断、あるいはパーソナルな健康診断を企画して、一念発起するよい機会にしてもらいたい。

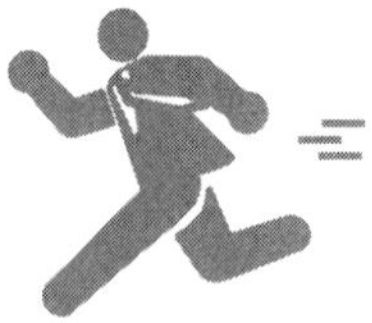

第3章

人生の開拓力は〝ホルモン〟で決まる

なぜホルモンが人生を左右するのか？

ホルモンの分泌にはライフサイクルがある

ホルモン旺盛な男といえば、性欲や性的能力が高く、野心家で、筋肉隆々のイメージが思い浮かぶと思う。

その印象どおり、**男性ホルモンの代表「テストステロン」は、男を攻撃的にさせ、闘争心や意欲を駆り立てる。また性欲や性的機能をアップさせてセックスを強くするし、たくましい筋肉をつくる働きも促進させる。**まさに〝男の象徴〟的な性質を生み出すホルモンといえるだろう。

現実に、社会で成功して高いステータスにある男、そして女性からモテる男は、男性ホ

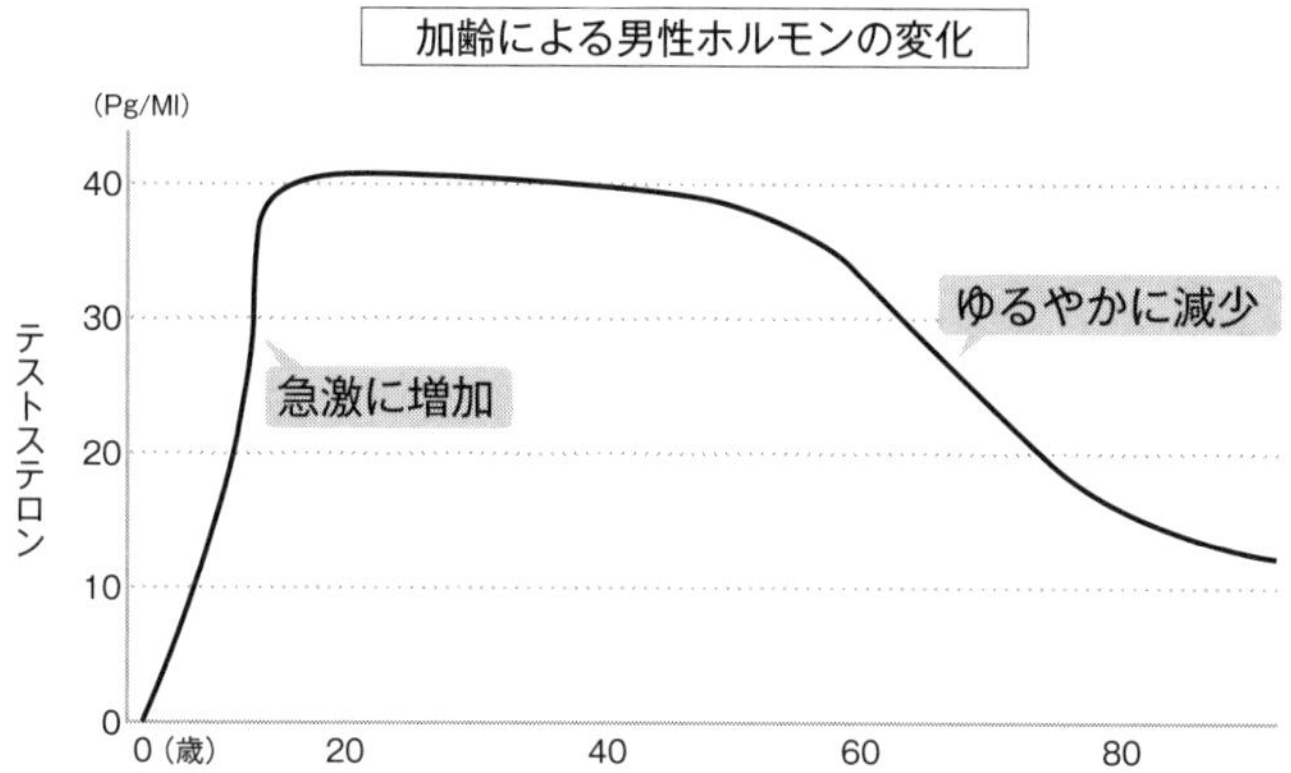

出所：『HUMAN＋』（日本産科婦人科学会）をもとに著者作成

ルモンが高い傾向にある。

実は男の人生は、ホルモンに大きく左右されている。あまり意識されていないが、ホルモンはそれだけ支配力が強い要素だ。一般的なホルモン分泌のライフサイクルに沿って眺めてみよう。

思春期の頃を思い浮かべてほしい。10代前半から、男性ホルモンの分泌は急激に上昇する。第二次性徴期にあたるこの時期、顔は脂ぎってニキビや吹き出物ができ、体臭も強くなって家族から苦情をいわれる。また心身のエネルギーを持て余して、日常的にイライラすることが多い。

そのため、母親に向かって粗暴な言動をとったり、自室の壁を殴って穴を開けたり、といったことが起こる。あるいは恋愛感情と性欲がないまぜになり、その勢いで少々やりすぎた行動をとってしまうケースもある。若い頃の暴走エピソードは、のちに笑い話にできるならいいが、人によっては大きな失敗や傷を残すケースもある。

また男性ホルモンの分泌は20歳頃、ピークに達する。この年代は、無謀な行動、危険な行動をとりがちだ。その一方、真っ直ぐな野心を持って高い目標に挑戦し、がむしゃらに頑張ることもできる。精神的には、万能感や無敵感を持っていることが多い。こういった傾向も、男性ホルモンの作用のひとつといえる。

男性ホルモンは、その後30歳頃から低下し始め、強いストレスがあればその影響も受け、さらに低下する。30代半ばになる時期には、知らずしらず男性ホルモンの低下によって、不調が表面化してくることがある。ここで「生来の体質」「ストレスや生活習慣の影響」「ホルモンのケア・治療」の違いによって、大きな個人差が生じてくる。

分泌量が大きく低下してしまった人は、やる気を失い、心身のスタミナを失い、仕事の成果もはかばかしくなくなる。原因がわからないまま冴えない日々を過ごし、成長や出世の機会を逃してしまうこともあるだろう。

そしてもし適切なケアや治療がおこなわれないと、さらに加齢が進行した40代以降、男性更年期障害を発症し、ＥＤ（Erectile Dysfunction：勃起不全）、抑うつをはじめ、さまざまな不定愁訴を抱えてしまう可能性がある。あるいは男性ホルモン低下の影響で、動脈硬化、メタボリック症候群、糖尿病など、生活習慣病の発症へと進んでしまうかもしれない。

ところがこうした男の人生の諸問題に、ホルモンが関わっている可能性があると知っている人は少ない。そのため原因不明のまま、事態が放置されてしまうケースが非常に多い。成功した人生を手に入れたいなら、ホルモンのマネジメントを意識することが不可欠だ。

「草食系男子の爆発的増加」「若者の結婚離れ」はホルモン低下の表れかも？

時代の傾向でいえば、今の若い人々には「草食系」と呼ばれるタイプの人が多い。おだやかな性格をしていて、競争意識よりも協調性が強く、覇気や野心、向上心に乏しい。女性とのつきあいや結婚に対して熱意や関心がなく、性欲自体が低い傾向もみられる。

これは社会環境の影響や、それにともなう価値観、人生観の変化による部分が大きいとされている。経済の二極化からくる閉塞感や社会の落ち込んだムード、望まない暮らしを強いられ出口も見えないなどの状況は、確かにこうした傾向につながる。

しかし実はホルモンの低下が直接的な原因になっている人も少なくない。その場合、治療を受けることで、ふたたび人生に果敢に向かっていくことができるようになる。

また草食系男子は、「結婚離れ」にもつながりやすい。医学的にも、男性ホルモンの分泌量が多い男性ほど、若いうちに結婚しやすいという報告がある。これは性欲が旺盛なことや、オスとしての魅力が高いことが一因と考えられている。さらに理想の女性を手に入れるという狩猟的な行動をとるには、やはり男性ホルモンがもたらす肉食系の意欲や行動力が必要ということだろう。

実は「意外なことにホルモンの不調が原因だった」という例は、頻繁にみられる。疲れやすい、気分が落ち込む、よく眠れない、というビジネスパーソンの患者さんに問診を重ねていくと、ホルモン低下の可能性が浮かぶことがある。そこでテストをおこない、適応とみてホルモン治療を開始すると、心身のバイタリティが甦ってくる。このようにホルモン低下に起因しているケースは、抗うつ剤で治るものではない。
またはっきりとした不眠や抑うつなどの症状が現れていなくても、「不安や苛立ち」「集中力の低下」「持続力の低下」「やる気の低下」などによって、仕事のパフォーマンスが落ちたと自覚している人がいるかもしれない。それも実は、ホルモン低下が原因の可能性がある。

さらに加齢性疾患の間接的な原因が、ホルモンの不調というケースも存在する。研究では、テストステロン値が高いと脳梗塞や心筋梗塞は5割、がんは3割リスクが低下し、反対に低いと心筋梗塞の発症率が4倍にも跳ね上がることがわかっている。

理由のわからない不調を自覚したときに、多くの人は「疲れがたまっているのかな」「歳をとったせいだろう」と放っておく。しかし、それがホルモン低下のサインだった場合、クオリティ・オブ・ライフは右肩下がりになってしまう。

人生100年の間、高い成果を出し続け、仕事も遊びも悠々と楽しむために、ホルモンの価値をしっかり理解しマネジメントしていこう。

オスの魅力を開花させる男性ホルモンの基礎知識

男を男らしくするエッセンス、男性ホルモンには種類がある

そもそもホルモンとは、内分泌系のメッセンジャー、情報伝達物質だ。身体にはあらゆる機能が適切に保たれるよう恒常性（ホメオスタシス）が働いているが、そのために「神経系」「免疫系」「内分泌系」が緊密に連携をしている。ホルモンはその働きの重要な一翼を担っている。

そして男性ホルモンは、ホルモンの中の「性腺ホルモン」で、実は多くの種類があり、全体の95％が精巣（睾丸）、残りの5％は副腎でつくられている。ここでは特徴的な3つの男性ホルモンを紹介しよう。

おもな男性ホルモンは、「アンドロゲン」とも呼ばれるステロイド・ホルモンで、代表格は何といっても「テストステロン」だ。

たくましい肉体・精神と幸福感をもたらす

テストステロン

テストステロンは、男性ホルモンの中でもっとも分泌量が多く、強い作用を持つ。一般的に男性ホルモンの影響といわれるものは、ほぼテストステロンが作用しているものと考えられる。骨格や筋肉などを強化してたくましい肉体を形成し、生殖機能をアップさせる。ほかにはストレス処理を促し、精神の安定を保つとともに「幸福感」をもたらすドーパミンを産生する。そのため集中力、記憶力も向上する。この点が、「社会的パフォーマンスに直結するホルモン」といわれる理由だ。

また身体面でも血管を若く保つ働きを持ち、加齢によって引き起こされるさまざまな生活習慣病のリスクを低減してくれる。

テストステロンを生み出す「ホルモンの母」

デヒドロエピアンドロステロン

副腎でつくられ、「ホルモンの母」とも呼ばれる男性ホルモン。これがテストステロンをはじめ、さまざまなホルモンへと変換されていく。

もっとも大きな働きは、抗酸化作用だ。免疫機能を助け、細胞レベルの老化を防ぐことで活力を生み、がんをはじめとするさまざまな病気を予防する。年齢とともに分泌量は低下し、男性は40代、女性は20代を境に減少していく。

筋肉増強効果とともに〝女性化〟のリスクもはらむ

アンドロステンジオン

副腎、性腺でつくられる性ホルモンの前駆体で、テストステロンや女性ホルモンのエストロゲンに変換される。筋肉増強に強い効果があるものの、分泌が増えすぎると、女性ホルモンであるエストロゲンが増え、その働きも強まってしまう。その結果、男性の乳房が女性のように肥大する「女性化乳房」など、女性化現象を引き起こすことがある。

男性ホルモンの働きは複雑精妙で、心身への影響も幅広い。さらに「暴飲暴食をして胃が痛む」というように、原因と症状の関係が明確ではない。その結果〝原因不明の不調〟とされてしまうことが多くなる。

兆候をいち早くつかみ迅速なケアができるよう、ホルモンに関連する基本的な不調・病気を知っておこう。

「うつ」「ED」から「薄毛」までホルモン系の不調は幅広い

男性ホルモンの不調が関連していると思われる疾患は、幅広い領域にわたる。一般的には「ホルモンが影響するのは筋肉とセックス」というイメージが強いが、実際には多様な病気につながる可能性があるのだ。

AGA（男性型脱毛症）／冠状動脈疾患／痛風／メタボリック症候群／2型糖尿病／慢性腎臓病／腎臓がん／尿路結石症／前立腺肥大症／前立腺がん／膀胱がん／ED（勃起不

全）／男性不妊／精巣腫瘍／男性更年期障害／骨粗しょう症／睡眠時無呼吸症候群／不眠症／うつ病

ここに挙げた多くの病気は、テストステロンの減少によって引き起こされることが知られている。ちなみにこれらのうち「AGA」と「前立腺肥大症」は、一般的に「男性ホルモンが過剰な場合に引き起こされる」と思われているが、実際には発症に直接的な関連があるかどうかはわかっていない。むしろAGAについては、男性ホルモンの低下が発症や進行に関わっているとされている。

またここに挙げたものは明確な病気となった状態だが、ここに至る以前に、動脈硬化、肥満、意欲の低下など、さまざまな兆候が現れる。その段階で、ホルモン異常の可能性に気づくことができれば、リスクを回避することも可能だろう。

では、テストステロンの分泌量は、なぜ低下してしまうのか？

テストステロン低下の最大要因は肥満とストレス

ホルモンの分泌は生活状態、とりわけ「ストレス」から強く影響を受ける。

その影響のひとつは、ストレスによってテストステロンの産生が減ってしまうこと。もうひとつは、ストレスを受けるとテストステロンの使い過ぎが起きてしまうことだ。

たとえば仕事の最中に、自分が起こしたミスが発覚したり、顧客からクレームを受けたり、緊張する場面は多々ある。こうしたとき、汗をかいたり心拍が速くなったりすることからもわかるとおり、心身には一瞬のうちに「神経系」「内分泌系」「免疫系」にストレス反応が起きる。これは危機的場面で頑張るために生じる、適切な闘争反応だ。このとき、一時的にテストステロンが強く分泌される。

そのためこうしたストレスが続くと、つくられるテストステロンの量が減少している上、浪費を重ねてしまうことになる。これではすぐに枯渇状態になって、充分な分泌がおこなわれなくなる。

もうひとつの低下要因は「肥満」だ。太って内臓脂肪が増えるとテストステロンが減少し、その影響でさらに筋肉が減ってしまうという、メタボリック・スパイラルが起きる。45歳以上の男性、1849人を対象にしたニューヨーク州立大学の研究では、肥満男性のテストステロン値は低く、BMI値が増加するにともなって、テストステロン値が下がるという調査結果が出ている。またテストステロン値が低い人は太りやすく、糖尿病になりやすいことも確認されている。

肥満は男性ホルモンを低下させ、男性ホルモンの低下は肥満を招く。このループは意図的な介入がなければ悪化していく一方だ。

ほかのテストステロン低下要因として、**「睡眠不足」**が挙げられる。すでにお伝えしたとおり、睡眠中にはあらゆる細胞の修復・再生とともに、ホルモンの産生もおこなわれている。睡眠時間が短い、眠りが浅いなど睡眠の質が悪いと、充分な量のテストステロンが産生されなくなってしまう。研究でも、睡眠時間が短い人はテストステロン値が低いと示されている。

アルコールに関しては、通常範囲での飲酒は、基本的にテストステロンの低下に直結することはないとされている。むしろ適量の飲酒は、男女ともにテストステロンを上げる作用があるという研究もある。

ただし**「過度な飲酒」**はNGだ。慢性的に大量のアルコールをとっていると、含まれるエタノールが、精巣のテストステロンをつくる細胞に障害をあたえてしまう。またエタノールの代謝物は、肝臓と精巣でNADを減少させることが確かめられている。さらに飲み過ぎは肥満、睡眠の質の低下につながる点からも、ホルモンに悪影響がある。

また日常的にビールを大量に飲む人も要注意だ。ビールの原料であるホップには、テストステロンの分泌を阻害する物質、ナリンゲニンが含まれている。これは女性ホルモンに似た働きをする物質だ。毎晩、ロング缶3本以上飲むようだとリスクが高いといわれている。

さらにアルコールについては、健康全体への影響についても考慮したい。すでにお伝えしたとおり、**近年の研究では少量でも健康にネガティブな影響がおよぶという意見が多く、「酒は百薬の長」という言い訳はもう通用しない。医学的には「ホルモンの分泌にいいから、少しならお勧め」とは言い切れないと覚えておこう。**

セルフでできる「ホルモンチェック」と「ホルモンケア」

セルフチェックで自分のホルモン状態を把握しよう

「朝勃ちは男の健康のバロメーター」といわれる。実際に朝勃ちの有無はよい目安になるが、もう少し多方面から、自分の男性ホルモンの状態を把握しておきたい。

自分のテストステロンの分泌状態を知るには、男性更年期障害の診断にも用いられる問診票「AMSスコア」が役に立つ。このスコアは、心理的因子5項目、身体的因子7項目、性的機能因子5項目の合計17項目で構成されている。

以下の各設問について、それぞれ「なし＝1」「軽い＝2」「中程度＝3」「重い＝4」「非常に重い＝5」の5段階で答え、集計してみてほしい。

男のホルモン　セルフチェック表

	なし	軽い	中程度	重い	非常に重い
	1	2	3	4	5
① 全体的に体調が思わしくない（自覚的な健康状態）	1	2	3	4	5
② 関節や筋肉が痛む（腰痛／関節痛／手足の痛み／背中の痛みなど）	1	2	3	4	5
③ ひどく発汗する（突然汗が出る／緊張や運動と関係なくほてるなど）	1	2	3	4	5
④ 睡眠の問題がある（寝つきが悪い／眠れない／熟睡できない／夜間や早朝に目覚めてしまう／寝ても疲れがとれないなど）	1	2	3	4	5
⑤ 日中によく眠くなる、しばしば疲れを感じる	1	2	3	4	5
⑥ イライラする（当たり散らす／些細なことに腹を立てる／不機嫌になるなど）	1	2	3	4	5
⑦ 神経質になった（緊張しやすい／落ち着かないなど）	1	2	3	4	5
⑧ 不安感（不安になりやすい／パニック状態になるなど）	1	2	3	4	5
⑨ 身体の疲労や行動力の減退を感じる（行動力の低下／活動の減少／何もしたいと思わない／活動しても楽しさや達成感がないなど）	1	2	3	4	5
⑩ 筋力の低下（足が萎えたように感じる／手指、腕に力がないなど）	1	2	3	4	5
⑪ 憂うつな気分（気分が沈む／悲しい／涙もろい／自信がない／意欲がわかない／自分を無価値だと感じる）	1	2	3	4	5
⑫「絶頂期が過ぎた」と感じる	1	2	3	4	5
⑬「力尽きた」「どん底にいる」と感じる	1	2	3	4	5
⑭ ひげの伸びが遅くなった	1	2	3	4	5
⑮ 性的能力が衰えた	1	2	3	4	5
⑯ 朝勃ちの回数が減少した	1	2	3	4	5
⑰ 性欲が低下した（セックスをしたいと思わない／しても楽しくない）	1	2	3	4	5

合計ポイントによって、男性ホルモンによる問題の程度が「17〜26点：なし」「27〜36点：軽度」「37〜49点：中等度」「50点以上：重度」と評価される。

調査では、このスコアが「27点（軽度）」以上の人のうち85％の人が、実際に男性ホルモン値が低かったという報告がある。軽度以上の場合は、機会を持って医師のもとで正確な状態を診断してもらおう。

クリニックでは、男性ホルモンを中心とした血液検査で、簡単に正確な状態を把握することができる。また希望すれば、身体的・精神的・性的側面からアプローチする検査も可能だ。これはホルモン量だけでなく、全身にどのような影響がおよんでいるかを調べるもので、問診をはじめ、血管年齢や、超音波による骨密度検査、睡眠時の勃起力の測定などをおこなう。

血液検査を受ける際には、午前中に採血してもらうことと、「遊離テストステロン値」を検査してもらうことがポイントだ。

男性ホルモンの分泌は1日の中で変動するので、比較的高いレベルにある午前中に採血した結果で評価される。また血中のテストステロンの多くは活性がなく、実際に体内で働くのは「遊離テストステロン（フリー・テストステロン）」だ。実際の症状との相関関係もみとめられるので、「遊離テストステロン」の検査をオーダーしよう。

自力でこつこつテストステロンを増加させる！日常のケアとNG習慣

現状では大きな問題が見当たらず、治療を受ける必要がない場合は、テストステロンを増やすセルフケアを実行し、男らしい魅力をみなぎらせたい。前述したように、「ストレス」「肥満」「睡眠不足」「過度の飲酒」はテストステロンの大敵だ。それらも含め、以下の点に注意することが大切だ。

- ストレスを溜めないようストレスマネジメントをおこなう
- タイトすぎるパンツ（下着）をはかない
- 排卵期の女性と密着する

・スポーツ観戦などで精神的に「燃える」機会をつくる
・過度な飲酒、ビールの大量飲酒を控える
・「充分な時間」と「充分な深さ」を確保した質のよい睡眠をとる
・ジョギングや速歩などの有酸素運動と筋トレをおこなう。筋トレは太腿など、筋肉量の多い部分を重点的におこなう
・コレステロール、亜鉛、ビタミンDの不足に注意する

男性ホルモン増加のため、日常に加えたいケアは「運動」だ。運動で筋肉に刺激を与えると、テストステロン値が高くなるという研究報告がある。有酸素運動、筋トレともに効果があるので、ぜひ実践したい。ただしやり過ぎると、筋を過剰に傷つけテストステロンを浪費してしまうので気をつけよう。

そしてタイトすぎる下着は、精巣（睾丸）を強く圧迫することからも、また熱がこもりやすいことからも、お勧めとはいえない。デザインとして好んでいる場合も、締めつけが強すぎないよう注意しよう。

ほかに効果的な刺激として、排卵期の女性との密着が有効だといわれている。この時期

に女性の脇から出るフェロモンを嗅ぐことで、テストステロンの分泌がうながされると考えられている。

精神面では、ストレスは避けたほうがいい一方で、楽しく興奮する機会はプラスしたい。高揚感は、やはりテストステロンの分泌を活発にする。

食べ物については、テストステロンの原料となるコレステロールが、不足し過ぎないよう気をつけるといいだろう。コレステロールは過剰にとった場合の弊害ばかりが喧伝され、食べることを控えがちな人が多いが、身体にとって不可欠な成分だ。また高コレステロール治療薬を飲んでいる人も、テストステロンを低下させている可能性があるので注意したい。

また世間では、テストステロン強化には、亜鉛のサプリメントが定番となっている。確かに亜鉛はテストステロンの合成や精子の生成などに深く関与していて、欠乏すると性的な機能が低下する。また髪の毛の亜鉛濃度が高い人は、血中のテストステロン値が高いことも事実だ。ただし作用のメカニズムや効果について、現状では不明だということも覚えておこう。

さらにもうひとつ、近年の研究によって、ビタミンDが不足しているとテストステロンの分泌が減少し、補うと回復できることがわかっている。こちらも多くとればとるほどテストステロンの分泌がアップするわけではないが、足りなくならないよう日光浴をして適度に紫外線を浴びるとともに、食事、およびサプリメントで補充しよう。

こうしたセルフケアで対処が難しい場合は、迷わず医学的な治療を受けよう。

クリニックの治療ではホルモン補充療法がおこなわれ、高い効果がみとめられている。多くの場合、高用量の男性ホルモン剤を注射するのみで、2〜3週間ごとに通院することで症状が軽快していく。またケースによっては、低用量の塗り薬を使用する場合もある。

男性ホルモンの不調・疾患は、検査も治療も非常にシンプルで、大きな苦痛や負担はない。しかも原因不明の不調が消えたり、勃起障害で意気消沈していたところ機能がよみがえって自信を取り戻したり、メタボリック症候群や糖尿病の予防・改善になったり、ベネフィットは大きい。心当たりがあれば、迷わず受診することをお勧めする。

次項からは、多くの人が悩んでいるメジャーなホルモン系疾患について、３つの疾患を取り上げて解説していく。男の常識として身につけ、いざという場面に知識を役立ててもらいたい。

定年うつや休日限定ひきこもりのリスクも？
「男の更年期障害（LOH症候群）」

男の中年期を襲う〝知られざるメジャー疾患〟

男にも更年期障害が存在する。その事実はほんの15年ほど前から、一般に知られるようになってきた。決して新しい病気ではないが、今でも存在を知らない人が多く、それゆえに治療機会を失ってしまいがちな病気でもある。

「eヘルスケア」社が30〜60代の男性および医師におこなった「男性更年期障害に関する調査」では、男性更年期障害を「まったく知らない」と答えた人が60%、「名前を知っている程度」と答えた人は34%、またおもな症状や治療法を知っている人は1割未満だった。

また医師たちは**「日本人男性の2割以上が生涯において男性更年期障害の症状を自覚す**

る」と考えていて、これを30代以上の人口から推計すると、約1000万人に相当する。その一方で、実際に男性更年期障害と診断され、治療を受けていると回答した人はわずか0・05％。データからも、認知度の低さと受診率の低さが浮き彫りになっている。

男性更年期障害にはさまざまな症状があり、代表的なものとしては「無気力」「イライラして怒りやすい」「集中力の低下」「性欲の低下」「寝つきが悪い、眠りが浅い」などが挙げられるが、病態は非常に複雑だ。原因も男性ホルモンの低下ではない症状が含まれるなど、ひとまとめに扱うことが適切ではないという議論があり、現在、医学界では男性ホルモン低下による症状をまとめて「ＬＯＨ症候群（late-onset hypogonadism）」と呼んでいる。

潜在患者数を含めると、ＬＯＨ症候群の人は７００万人と推定されている。患者さんの年代が幅広く、30～70代。ピークはおおよそ45～55歳くらいとなっている。

この年代は、男性にとって社会的責任が公私ともに高まる時期にあたる。もちろん、それにともなってストレスも増大する。そのストレスが、30歳ごろから少しずつ減少し始めていたテストステロンにさらなる打撃を与え、急激な減少をみる。こうして不調や疾患を生じさせるケースが一般的だ。

自覚される典型的な初期症状は、ＥＤ。とくに朝勃ちがないことで気づくケースが多い。ただしこの時点で、「疲れやすい」「集中力が続かない」「なんとなくだるい」「気分が滅入る」など、本人はさほど気にしないレベルの心身の不調もみられる。

しかし長年のストレスを溜め込んだ疲労に加え、出向や転勤など望まないイベント、あるいは定年退職によるやりがい喪失、自信喪失、家庭内の諸問題など、ＬＯＨ症候群発症のトリガーは、ビジネスパーソンの日常にあふれている。

治療しないでいると、肥満からメタボリック症候群、糖尿病など、生活習慣病に発展したり、本格的なうつ病を引き起こしたりすることにもなりかねない。「最近、どうもおかしい」と気づいたら、ホルモン低下の可能性を確かめよう。

男には男の「更年期障害」のスタイルがある

ちなみに男の更年期障害「ＬＯＨ症候群」は、女性の更年期障害とは大きな違いがある。

女性の更年期障害は、非常にわかりやすい。女性ホルモンは、閉経時期を中心に急激に減少する。更年期障害はそれにともない前後5年ほどの期間に起こるため、不調が起これば時期的に更年期障害だと推測できる。

しかし男性の場合は加齢によるホルモンの減少が極端ではなく、LOH症候群として発症する年代が幅広い。閉経のように、明らかなイベントがないのもわかりにくい。加えて症状も、EDや自律神経失調症に似た身近な不調なので「加齢現象だ」と見過ごされ、治療可能な疾患だと気づきにくい。

また女性の更年期障害は、特別な治療をおこなわなくても、閉経後、一定期間を過ぎれば症状が自然と消滅していくものだ。ところが男性では悪化を続け、自然と回復することは期待できない。医師と相談したうえで、男性ホルモンを補充する治療が必要だ。

症状

精神面：不安／イライラ／意欲の減退／抑うつ／記憶力の低下／集中力の低下／認知機能の低下／性欲の減退／不眠／うつ病

身体面：ほてり／のぼせ／発汗／だるさ／疲れやすさ／筋力の低下／骨粗しょう症／頭痛／めまい／耳鳴り／頻尿／肥満／脂質異常症／高血圧症

診断・治療

＊医師が医学的治療をおこなうかの判断は血液検査で「遊離テストステロン値」8・5pg／mlを下回るケース

＊併せて「AMSスコア」を参考にする

＊治療は筋肉注射・内服薬・外用薬による、ホルモン補充療法。ただし前立腺がんや肝臓がんが隠れていると、稀に増大させるケースがあるので、事前に検査をして慎重におこなわれる

＊必要に合わせて生活習慣の改善指導、心理面のケアや治療がおこなわれる

男性ホルモンがもたらす切実な男の髪問題
「ＡＧＡ（男性型脱毛症）」

他人事ではない！
男の３人に１人は35歳までに脱毛の悩みに直面する

強く心に留めておいてほしいのは、男にとってハゲは決して笑い事ではないし、他人事でもない。35歳までには、およそ30％の男性に何らかの脱毛症状が現れる。そして国内で脱毛に悩む男性は、およそ１３００万人ともいわれている。

薄毛、ハゲなどの脱毛症は、命に脅威をおよぼすものではない。しかし男の自信を打ち砕いてしまう深刻な問題で、できればハゲたくないと誰もが願う。

予防のためにも、進行中の薄毛をストップさせるためにも、ＡＧＡを発症する仕組みや兆候を知っておこう。

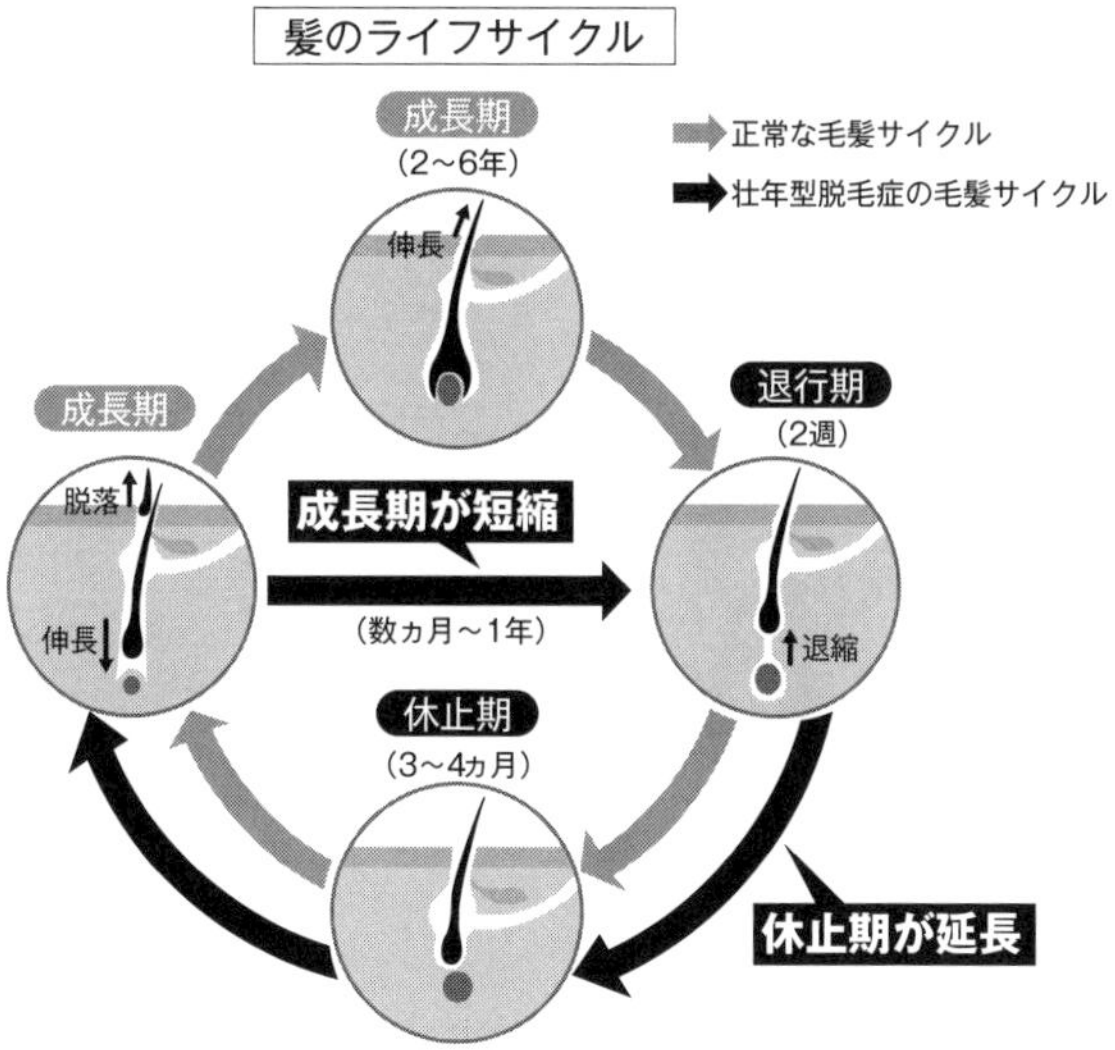

出所：日本香粧品学会誌』「毛と毛包の解剖・毛髪異常（AGA）」（乾重樹）をもとに著者作成

「AGA（Androgenetic Alopecia：男性型脱毛症）」は、男性ホルモンと遺伝に関連した脱毛症だ。毛の抜け方には典型的なパターンがあり、とくに頭頂部と前頭部に脱毛症状がみられる。生え際のM字型、頭頂部のO型脱毛を基本に、さまざまな組み合わせによってスタイルが決まる。そしてこの範囲はジワジワと広がっていく。

ハゲていくプロセスを、髪のライフサイクルの面からたどってみよう。

髪には「①成長期（髪が成長する時

期）」→「②退行期（毛根が退縮していく時期）」→「③休止期（毛根が休止している時期）」というサイクルがある。「①成長期」の期間は、およそ2年から6年。ところがこの期間が短縮され、髪の毛がしっかり成長する前に「②退行期」→「③休止期」と移り、髪の毛が抜け落ちてしまう。これがAGAだ。

では、こうなってしまう原因はなんだろう？

「男性ホルモンが強いとハゲる」はエビデンスなしの俗説？

巷には「男性ホルモンが強い人はハゲる」という「男性ホルモン原因説」が広く流布している。これには一応の根拠がある。

男性ホルモンの代表、テストステロンは、毛根にある還元酵素の働きによって、ジヒドロテストステロン（DHT）に変換される。これが抜け毛の原因物質だ。このDHTの作用で毛根が萎縮して、AGAが発症する、というメカニズムがわかっている。

そのため「DHTの原材料であるテストステロンがそもそもの原因だ」「テストステロ

ンが旺盛だとDHTが増えてしまい、脱毛が促進されてしまう」という推測がされていた。

しかし**実際は、決してテストステロンが原因というわけではない。テストステロンそれ自体には、脱毛させる働きはない。現にテストステロンが旺盛な、思春期から20歳の頃、男はハゲやすいわけではない。またテストステロンの補充療法で、ハゲが進行するという副作用もない。**

先の「男性ホルモン原因説」でいえば、テストステロンを脱毛の原因物質に変えてしまう還元酵素の量や働きは、人それぞれだと思われる。たとえば肝臓の酵素の働き具合によって「お酒に強い人」「弱い人」がいるように、毛根の還元酵素の働き具合によって「ハゲやすい人」「ハゲにくい人」がいるとも考えられる。これはむしろ、遺伝の現れといえるかもしれない。

基本的には、AGAの原因は、以下のように理解されている。

- 先天的な遺伝
- 食生活、過剰な飲酒、喫煙などの生活習慣
- 頭皮の洗浄習慣、健康状態

・過大なストレス
・男性更年期障害（LOH症候群）

食生活やストレス状況、そしてLOH症候群のように男性ホルモンが低下すると、育毛サイクルが乱れ、脱毛は促進される。また近年ハーバード大学の研究で、喫煙によってDHTが増加してしまうことがわかった。

ほかに頭皮の状態が関連しているケースもある。頭髪の毛穴に皮脂などの汚れがたまり、毛細血管の血流が衰えることで、育毛サイクルが乱れ、脱毛が進む。

またもっとも根本的な要因としては、遺伝が挙げられる。AGAにかかわる男性ホルモンの受容体遺伝子は、母親から受け継がれるので、自分の遺伝的傾向を知りたければ、母方の祖父の頭が目安になる。

一方、自分の父親が薄毛の場合は、遺伝的にはリスクは高くない。しかし「薄毛になりやすい生活習慣」が似てしまう可能性がある。父親の生活習慣をみて、改善の参考にすることをお勧めしたい。

症状

軟毛（細い毛）の増加／髪の伸長不全／抜け毛の増加

診断・治療

＊診断は問診、頭部の視診、ダーモスコープ（拡大鏡）による薄毛部分の軟毛の割合を調べる検査などをおこなう

＊治療は内服薬、外用薬、また最近では頭皮に注射をするメソセラピーもおこなわれる。ほかに外科的治療として自家植毛など。副作用に注意しながら、各治療法を適切に組み合わせ継続治療がおこなわれる

男の自信を打ち砕く

「ED（勃起不全）」を克服しよう

男の繊細・わがままなメンタルを映す「トラウマED」「妻だけED」

AGAと並んで、精神的なダメージが強いホルモン系疾患が「ED（Erectile dysfunction：勃起不全）」だ。

いざという場面で勃たない、持続しない、という状況を経験すれば、男としてショックを受ける。さらに相手のあることなので、気まずさや屈辱感もある。こうした精神的ダメージが、心理的にEDを悪化させてしまうことも少なくない。

また暴飲暴食を重ねて生活習慣病になり、ED発症となるケースでも、精神的なショックは大きい。男の機能が失われることの意味は重大だ。

日本では40代で20％、50代で40％、60代で60％の人がＥＤに悩み、患者の総数は１００0万人近いと見込まれている。

ＥＤは、充分な勃起が得られない、または維持できないために満足な性行為がおこなえない状態で、診断の条件としては、この状態が少なくとも3カ月持続することとされている（ただし外傷や前立腺の全摘手術などによるＥＤは早期に診断される）。

ＥＤは原因によって「心因性」「器質性（神経・血管などの障害）」「混合性」の３つに分類できる。

「心因性ＥＤ」の場合は、セルフでは勃起が可能だ。しかしパートナーとのセックスとなると、過度に緊張したり、逆に慣れ過ぎてしまい興奮しないなどの理由で、勃起不全となる。

若い人であれば緊張や、過去の失敗経験のトラウマが原因である場合が多い。また夫婦間では、パートナーとの関係にストレスを抱えていたり、妊娠・子づくりのプレッシャーをかけられたりすることで、ＥＤになるケースがみられる。

また夫婦間のおよそ30％は、夫のＥＤを経験したという報告があるが、その中には「妻だけＥＤ」も少なくないとみられている。「妻だけＥＤ」は、男の性的欲求の特徴からみて、ある程度自然なことという解釈もあるが、夫婦円満、幸せな家庭のため、やはり治療が望まれる。

もうひとつの「器質性ＥＤ」は、脊髄損傷や脳血管障害などの「神経損傷」、糖尿病や外傷などによる「血管損傷」、包茎や尿道の奇形などが挙げられる。この場合、基礎疾患の治療が優先となり、またＥＤの治療薬が使えないケースも多いため、治療は慎重におこなう必要がある。

症状

性行為をおこなう意思はあるのに、充分な勃起が得られない、または維持できない

診断・治療

＊初期の症状が3カ月以上継続するとＥＤを診断される
＊治療には、心因性・器質性・混合性いずれにも、内服するＥＤ治療薬が使用でき、一定の効果が得られる
＊ほかに陰茎の血管を拡張する薬を陰茎に注入する方法や、勃起補助器具を陰茎に埋め

込む外科手術がおこなわれるケースもある

「即効性重視」「安全性重視」「固さ重視」など各種ＥＤ治療薬は個性的

ＥＤ治療薬の先駆け「バイアグラ」は、男にとって頭痛薬や胃薬のように、ポピュラーな薬になったという印象を持つ人もいる。効果が顕著で、ＥＤの悩みが簡単に解消できるため、実際に愛用者は非常に多い。

作用はシンプルで、繊細な血管拡張作用をおよぼすものが中心だ。有効成分の用量が少なく全身の血管を拡張することはないが、陰茎の血管は非常に細いため反応が起こる。

また現在では各種先発薬のほか、ジェネリックが豊富につくられ、それぞれ特長が異なっている。たとえば「バイアグラ」は服用から効果が出るまで1時間ほど必要で、持続時間は5時間程度。陰茎の固さの面でみると、効果はもっとも高い。ただし副作用の発生は20～30％とやや高く、脂質の多い食事の直後に服用すると効果が出にくいので空腹時に飲む必要がある。

一方、「シアリス」という製品は、食事の影響を受けにくく、効果の持続時間は最大で36時間。性的な刺激があったときだけ勃起する、自然な薬だ。副作用も15％と低く、欧米諸国では「ウィークエンドピル」と呼ばれ、一部の国ではバイアグラよりも人気が高い。

ほかに服用して45分ほどでもっとも高い勃起効果が得られる、即効性が特長の「レビトラ」という製品がある。こちらは空腹時に飲めば30分ほどで効くこともある。ただし副作用の発生率が30％と高めで、心臓への負担が大きく、飲み合わせの悪い薬が多いので服用には注意が必要だ。

このようにシンプルな服薬治療でＥＤに対処できることには、大きな価値がある。心因性の場合、勃起状態を薬で回復させるだけで、その後、自然に治癒していくこともある。しかし根本治療も忘れないようにしたい。ホルモンの異常や生活習慣病を改善することで、ＥＤ治療薬の出番を少なくすることもできる。そしてそれが、健康長寿にもつながっていくだろう。

第4章

〝性感染症〟の予防と対策は男のマナー

仕事、恋愛、家庭にまでダメージを広げる「性感染症」徹底対策

「自分には関係ない」が通用しない！身近でポピュラーな性感染症

「かゆみが酷くて仕事が手につきません。なんとかなりませんか？」

「陰部に恐ろしいできものがあるんです。大丈夫でしょうか」

「外で遊んだことがウチの奥さんにバレたら、とんでもないことになる」

「僕はパートナー以外との性行為はありません。彼女が浮気をしたということですか？」


切羽詰まった様子でうろたえる人、頭を抱えて苦悶する人、肩を落としてしょげかえる人――。デリケートな領域のことなので、比較的軽い症状でも、患者さんへの精神的ダメー

ジが大きい傾向が特徴的だ。

健やかで活動的な日常生活を保つことはもちろん、セックスライフを楽しみ充実させるためにも、そして家庭崩壊など悲惨なトラブルを防ぐためにも、性感染症の知識と予防を心がけよう。

性感染症の中には、治癒が難しい病気、症状が激烈な病気、問題が全身におよぶ病気も存在する。しかし性感染症の問題は、こうした〝病気自体の怖さ〟だけではない。

ひとつは無症状のケースや、性器以外に症状が出るケースもあるため、自覚のないまま病気が進行したり、パートナーや家族に感染させてしまったりする危険がある。

また**妊娠中の女性に感染させると、胎児や新生児にまで影響がおよび、世代を超えた感染となるケースも存在する。場合によっては恋人、妻などパートナーとの関係や家族計画に、深刻な問題を生じてしまうこともある。**

さらに性感染症については「面倒くさい」「恥ずかしい」など受診に抵抗を感じる人が多く、早期治療ができないケースがしばしばある。しかし放置すれば症状の悪化、合併症の発症、男性不妊など、深刻な事態に陥ることも考えられる。まずは基本的な知識を身につけておこう。

罹患数が高い「クラミジア」と患者数激増の「梅毒」に要注意！

性感染症とは、「性的接触によって感染する病気」の総称だ。ウイルス、細菌、原虫などが接触感染するもので、「ＳＴＤ（性感染症：Sexually Transmitted Diseases）」、あるいは近年では無症状の状態を含めた「ＳＴＩ（性感染：Sexually Transmitted Infection）」とも呼ばれている。

「身近な疾患」としては、クラミジア感染症、淋菌感染症、非クラミジア性非淋菌性尿道炎、性器ヘルペス、カンジダ感染症、トリコモナス症、ＨＰＶ（ヒトパピローマウイルス）感染症、尖圭《せんけい》コンジローマなど。

「治療を怠ると深刻な状態にもつながる疾患」としては、梅毒、Ｂ型肝炎、Ｃ型肝炎、それからＨＩＶ（ヒト免疫不全ウイルス）／エイズがよく知られている。また尖圭コンジローマを含むＨＰＶ感染症の中には、がんの発症につながるケースもある。

現在、日本において圧倒的に罹患件数が多い性感染症はクラミジア感染症だ。

これはクラミジア・トラコマチスという菌に感染して起こる病気で、1～3週間の潜伏期間の後、排尿時の痛み、かゆみ、頻尿、尿道からの分泌物などの症状が現れる。比較的、予後はよいものの、5％くらいの患者さんは悪化して副睾丸炎（精巣上体炎）を発症し、睾丸に強い痛みや腫れ、発熱などを起こし、場合によっては不妊の原因につながるという指摘もある。

厚生労働省が公表した医療機関の定点調査によれば、2019年のクラミジア患者数は2万7千件超。女性患者さんのおよそ80％、男性患者さんのおよそ50％が無症状であることを考慮すれば、事実上の感染者数はこの数十倍、100万人程度であると見込まれる。実際に妊婦検診でかならずおこなわれるクラミジア検査では、3～5％の妊婦さんの感染が発覚している。罹患数が非常に多いという点で、注意が必要な性感染症といえるだろう。

性感染症におけるもうひとつのトピックスは「梅毒の流行」だ。

これは梅毒トレポネーマという菌に感染して起こる病気で、感染後、おおむね3週間から3カ月の時期に、第1期の症状として性器や肛門、口などに硬いしこりや潰瘍が現れる。

これらは痛みやかゆみがないため女性の半数、男性の3人に1人は気づかず、またいったん4~6週間で自然に消失するため、受診しないケースが少なくない。しかし菌が体内で増殖を続けるため、放置すると進行してしまう。

続く第2期では、発疹、発熱、疲労感、頭痛、食欲減退などの全身症状が現れる。典型的な症状としては、手のひらや足の裏にできる左右対称の皮疹。ほかに肛門や陰部などに、「扁平コンジローマ」と呼ばれる平らに隆起した皮疹を生じるケースもある。これらの症状も1~6カ月で消えてしまうが、治癒したわけではない。

さらに進行した晩期（第3期）は、感染からおおよそ3年以降とされ、症状は皮膚にとどまらず、全身の臓器に広がっていく。症状は多彩で、「ゴム腫」と呼ばれる痛みを生じる腫瘤が頭皮、顔面、体幹、脚、肝臓や骨をはじめ、さまざまな臓器に発生したり、心臓血管系や神経系を侵害し、大動脈瘤、心不全、慢性髄膜炎、手足の麻痺、失明など、重篤な状態に進行していく。

梅毒の患者数は、厚生労働省による2019年のデータではおよそ6600人。前述のクラミジアと比べれば少ないものの、2009年からの10年間で、ほぼ10倍に増えている。

激増した原因は不明で、「外国人が国内に多く流入したことが一因だろう」「性風俗ワー

カーに外国人女性が増えたことが影響しているのではないか」などの説が広まっているが、裏づけるような確たるエビデンスは今のところ存在しない。

また微かに減少傾向にはあるものの、母数である若年層の人口減少を考慮すると、感染者の割合が明らかに下がっているとは言い難く、安心できる状況ではない。やはり注意を要する病気のひとつといえるだろう。

かならず知っておきたい性感染症の意外な「嘘」と「本当」

蔓延する〝誤った情報〟が感染を広げている

性感染症の情報は、誰にとっても必須の知識だ。ただし日常で表立った話題になりにくいこともあり、ほとんどの人は多かれ少なかれ、誤った知識に惑わされている。

「性器に症状が出ていないから大丈夫」
「性風俗サービスを利用していないから大丈夫」
「パートナーとシャワーを浴びてからセックスをしているから大丈夫」
「コンドームを使っているから大丈夫」

「症状が出たけれど、自然に治ったから受診しなくても大丈夫」

こんな勘違いをしていないだろうか？　これらはすべて誤りだ。

感染していても無症状のケースはめずらしくないし、感染部位も性器に限らない。また複数の性的パートナーとつきあったり、性風俗を利用するなど、特別に奔放なセックスライフを送っていなくても、罹患する可能性はある。

予防に関しても、コンドームの装着は非常に重要であるものの、実はこれだけですべての性感染症を防ぐことはできない。また感染後に症状が出たり消えたりしながら進行していく病気もあるため、「もう大丈夫」などの自己判断は禁物だ。

正しい知識がなく誤った情報に惑わされていると、知らずしらずのうちに感染しやすい行動をとってしまうこともあるし、感染しても気づかず早期治療の機会を逃してしまいやすい。とくに覚えておきたい情報として、まずは性感染症の発症部位と感染リスクについて理解しておこう。

発症部位は多様で「風邪」「胃腸炎」「皮膚疾患」と誤解されることも

一般的な発症部位は、①尿道、②亀頭、③陰茎、④陰嚢・睾丸、⑤肛門・性器周辺となる。身体のこうした部位に痛みやかゆみ、しこり、水ぶくれ、イボなど見慣れないできものが発生したら、性感染症にかかった可能性があると考え、早いタイミングで受診しよう。

その一方、**性感染症だと気づきにくく、受診の機会を逃してしまいやすいケースは「のど・口」「全身」に症状を引き起こす性感染症だ。**

たとえばクラミジアや淋菌は、性器だけでなく、のどに感染することもある。これらは咽頭クラミジア感染症、咽頭淋菌感染症といわれる病気で、症状に個人差はあるが、のどの違和感や痛み、腫れ、咳が生じて、呼吸器系疾患と勘違いをされるケースもめずらしくない。また、これら以外の病原体が原因となる場合もあり、多くみられるものではマイコプラズマ、ウレアプラズマなどが挙げられる。このような「非クラミジア性非淋菌性咽頭炎」も同様の症状を引き起こす。

ほかに梅毒、ＨＩＶ／エイズの初期症状として、口の周囲や口腔内にできものやただれが生じたり、舌に痛みや違和感を覚えることがある。とくに口腔内の異状は「おそらく口内炎だろう」と誤解されやすく、自然治癒するものと思って放置してしまうケースが多い。

もうひとつ覚えておきたいのは、性感染症によって、全身症状が引き起こされるケースだ。

先にお伝えした咽頭クラミジア感染症、咽頭淋菌感染症、ＨＩＶ／エイズなどの場合、のどと口腔内の症状のほかに、熱や筋肉痛など全身症状が現れることがあり、そのためますます風邪と誤解してしまいやすい。

また蕁麻疹や赤い斑点が生じ、アレルギー性疾患と思い込み受診したら、実は梅毒だったというケースや、長引く全身のだるさ、疲労感、嘔吐、下痢、食欲不振の原因が、Ｂ型・Ｃ型肝炎やＨＩＶ／エイズであったというケースも存在する。

性器以外に症状が出た場合、ほかの疾患と誤解して、適切な治療の開始を遅らせてしまうことが往々にしてある。これを防ぎ、感染ダメージを最小化するには、やはりあらかじめ正しい知識を持っておくことが重要だ。

感染経路とハイリスクケースをおさえて自分とパートナーを守ろう

病気の感染のしかたは大きく「接触感染」「飛沫感染」「空気感染」の3つに分けられるが、性感染症は、ほとんどの場合が接触感染だ。性行為によって病原体を含む分泌液（精液、膣分泌液など）や、血液などに直接触れることによって、粘膜や傷口から感染する。

ただし性行為というと、一般的な「膣性交」のみを思い浮かべる人が多いが、「肛門性交（アナルセックス）」「口腔性交（オーラルセックス）」、そして病気によってはキスも感染経路になる。たとえば口唇や口腔咽頭粘膜、陰部周辺、肛門周辺などに丘疹《きゅうしん》、びらん、潰瘍などの一次病変のある活動性梅毒感染者とキスや粘膜に触れるだけでも感染する可能性がある。

「性感染症は、性風俗サービスの利用者や従事者、あるいは特別なセックスライフを送っている人だけに起こる病気」。そう考える人がみられるが、実際は性行為があれば誰にでも感染のリスクがある。

では、性感染症にかかっている人と無防備なセックスをすれば、かならずうつるのだろうか?

クラミジアの例を挙げると、性行為1回あたりの感染率は約10%、淋菌感染症では女性から男性が20%、男性から女性が50~70%という報告がある。

ただし、たとえ感染率が低い病気でも、リスクを負うような行動はお勧めできない。自分もしくはパートナーに感染の疑いがあるなら、濃厚な接触は避けることが賢明だ。

また感染のハイリスク行動としては、「コンドームを適切なタイミング、適切な装着のしかたで使用しない」「不特定多数の性的パートナーと性行為をおこなう」「不特定多数の性的パートナーを持つ人と性行為をおこなう」などが挙げられる。この点は強く留意しておいたほうがいいだろう。

もっとも賢く楽な手段は「早期発見」「早期治療」

性感染症は風邪のように「自然に治る病気」ではない

「かかったかもしれない」、そう気づいてから、どれだけ迅速かつ適切なアクションをとることができるか——。それが病気の予後をはじめ、ダメージの大きさを左右する。

多くの人はインターネットなどを通じて、本当に感染したのか、どのような病気に感染したのかを自分で調べる。そのこと自体は問題ないが、「決して自己判断をしない」ということがもっとも重要だ。

ネット上の情報を収集して「たぶんあの病気だから、そう大変なことにはならないだろう」「もう少し様子をみよう」「情報を集めて、なんとか自分で治そう」と考える人が多くみられるが、これがダメージを拡大する。

というのも性感染症は、風邪のように「放っておいても治癒する病気」ではないからだ。軽微な症状で始まり、それがいったん治まるケースや、とくに悪くなる様子がみられないケースでも、長い時間をかけてゆっくり進行していく病気が多くある。

感染の可能性が考えられる場合、最善のアクションは「医療機関の受診」、それも「早期の受診」だ。せっかく感染のサインに気づいても、絶好の治療機会を自分から遠ざけてしまっては意味がない。

悪化、合併症、治癒困難など治療が遅れるデメリットは無限大

年中多忙なビジネスパーソンは、症状が軽いとつい受診を先延ばしにしてしまいがちだ。しかし放置していると、ある日、急激に悪化することがある。

もっともポピュラーなクラミジア感染症を例にとると、初期症状は尿道のかゆみなど軽い場合が多い。しかし炎症が精巣上体に広がると、突然激しい痛みに襲われ、歩行困難に

なって仕事や日常生活に多大な影響がおよぶケースがある。さらに精巣上体炎が閉塞性無精子症を引き起こし、男性不妊症になることも考えられる。

カップルで不妊治療を受ける患者さんのうち、男性側に原因があるケースは40～50％。この数字は、性感染症を軽視した結果であることも少なくない。

治療を遅らせると、「重症化して症状が激烈になる」「ほかの器官・臓器に炎症など病状が広がる」「男性不妊などの後遺症が生じる」「治癒困難になる」「パートナーや家族にうつしてしまう」「ほかの性感染症にかかりやすくなる」など、ひとつもメリットはない。仕事と同じで、問題を先延ばしにするとダメージは拡大する一方だ。

放置した場合のデメリットの中でとくに心に留めておきたいのは、ほかの性感染症にかかるリスクが跳ね上がる点だ。

一例を挙げると、クラミジア感染症になると淋菌感染症をはじめ、梅毒、ＨＩＶにかかりやすくなることがわかっている。実際に淋菌感染症の患者さんの検査をおこなうと、およそ3割はクラミジア感染症にかかっている。またＨＩＶの罹患率は通常の3～4倍にまで膨れ上がるので注意が必要だ。

そもそも性感染症のかかりやすさは、おもに菌・ウイルス・寄生虫の「感染力の強さ」

と、人の「免疫力の強さ」による。それが、ひとたび性感染症にかかると、粘膜の炎症によってしばしば免疫に障害が起き、そのためほかの菌・ウイルス・寄生虫が侵入しやすくなってしまう。

もうひとつ注意しておきたいのは、感染から一定期間を過ぎると表面的な症状が消え、知らぬ間に進行していく病気だということだ。

たとえば近年、患者さんが激増している梅毒は、感染後に性器や肛門周辺に無痛性のしこりや潰瘍ができる。しかし、これらはいったん消失するので、ついホッとして受診をやめてしまう。ところがそのまま治療しないでいると体内で菌が増殖を続け、数年から十数年という長い経過をたどり、最終段階では脳の障害、手足の麻痺、失明など重篤な状態に陥る。

現在、性感染症の治療法は確立されていて、早期に治療を始めればスムーズに解決することができる。「忙しい」「恥ずかしい」など気が進まないことは理解できるけれど、治療において「最少の時間・労力」で「最大の成果」を出す秘訣は、早期の受診をおいてほかにないと覚えておこう。

発症後のアクションを間違うと悲惨な事態にも

「かかったかも？」という局面の手順をおさえておこう

性感染症にかかった兆候がみられた場合、速やかに、そして完全に治すには、クリニックを受診するまでの行動に関していくつかポイントがある。

①どの病気にかかった可能性があるかを調べる
②可能性がある病気について、検査可能時期などを調べる
③充分な検査や治療がおこなえるクリニックを選び、予約を入れる
④受診まで、生活上の注意を守って過ごす

感染の可能性に気がついたら、すぐにクリニックに駆け込んで検査を受けるのが最善策と思われるかもしれない。しかし病気にはそれぞれ〝検査可能な時期〟がある。感染したと思われる行為があってから何日、あるいは何週間を経過していなければ検査ができない、という日数が、病気によって異なっている。そのため慌てて受診しても、検査を受けられないことも考えられる。

そこで、まずはどの病気にかかった可能性があるのか、自分なりに見当をつけておこう。本書巻末の〈APPENDIX〉には、症状から病気を調べるチェックリストを掲載している。こちらを参照すれば、自分がかかった可能性がある病気が、いくつかに絞られる。

その後、それぞれの病気の解説を読んでもらうと、詳しい症状や、症状が出るまでの潜伏期間などの情報から、どの病気にかかっている可能性が高いか、さらに絞り込まれていく。受診までの注意点も記載しているので、ぜひ参考にしてほしい。

意外に失敗しがちなクリニック選びの秘訣とは？

性感染症の治療を受けるには、男性であれば泌尿器科、女性であれば産婦人科が一般的だ。診療科目の名称としては、ほかに性病科や感染症科を標榜しているクリニックもある。また当院のように総合内科でも、性感染症の診療をおこなっていることを告知しているクリニックであれば、適切な検査および治療を受けることが可能だ。

ただし診療内容、とくに検査に関する方針はクリニックによる。できれば必要充分な検査をおこなってもらえるところを選びたいものだ。少し実情をお伝えしておこう。

たとえば性行為によって尿道炎になった患者さんのおよそ3割は、非クラミジア性非淋菌性感染症だ。これはマイコプラズマ、ウレアプラズマなどに感染した病気だ。

ところがこの病気の検査は健康保険がきかないため、多くのクリニックでは通常、おこなわれない。これが問題を引き起こすことがある。

具体例を挙げると、検査によって淋菌感染症だとわかった場合、その治療しかおこなわれない。ところが、実は非クラミジア性非淋菌性感染症にもかかっているケースが少なくない。

こういった場面で、治療の効果をみるための〝治療後検査〟がきちんとおこなわれれば、医師は「症状が残っているのはおかしい」「非クラミジア性非淋菌性感染症の検査をしよう」という流れになり、適切な治療がおこなわれる。

しかし治療後検査を実施しないクリニックや、おこなわれていても通院をやめてしまう患者さんが多いため、治らないまま放置するケースが生まれてしまうことになる。

この例に限らず、性感染症には複合感染が非常に多く存在する。そのため受診前には各クリニックのホームページなどを見て、必要充分な検査をおこなってくれるかどうか確認したうえで選ぶといいだろう。

また患者さんのほうも、検査については「先生が必要なものを選んでくれるだろう」「まかせておけばいい」という姿勢が一般的だと思う。しかしあまり検査に積極的でない医師もいるので、自分のほうから検査の追加を提案することも検討してみよう。

「うつさない」「悪化させない」ための〝受診までの過ごし方〟

性感染症について調べると、それぞれの病気について「感染経路」を知ることができる。この情報は、受診までの生活上の注意点として活用可能だ。

たとえば感染ルートがセックスのみの場合は、治療が終わるまでセックスを控えれば問題ない。しかし病気によっては、タオルや食器の共用を避けるべきケースがある。家族をはじめパートナーに感染させないためには、受診前からそういったことに気をつける必要がある。

一般的には、受診前の生活上の注意点はおおよそ以下のとおりだ。

①患部をつねに清潔に保つ
②患部を触ったら、かならず手洗いをする
③自分で水泡を破ったり、イボを取ろうとしたりしない

④可能性のある病気によっては、タオルや食器の共用を避ける
⑤セックスやキスなどの濃厚な接触を避ける

基本的に、発症後まもなくはウイルス量が多く、感染力が強い時期にあたる。そのため感染を広げないよう、患部に触れたらかならず手洗いを励行しよう。

また、ついおこなってしまいがちなのは、患部に水泡などができた場合に「つぶしたほうが早く治るだろう」と考え、指や尖ったもので水泡を破ってしまうパターンだ。これはまったくの逆効果で、症状が治まるのが遅れるほか、新たな細菌に感染したり、痕が残ったりすることがある。これはイボについても同様だ。

過剰に恐れる必要はないが、悪化防止、感染防止の知識を持って治療までの時期を過ごそう。

治療の鉄則は〝パートナーと一緒〟に〝治しきるまで〟

無限に続く？ パートナーとの〝ピンポン感染〟リスク

性感染症には、もうひとつ覚えておいてほしい重要な特徴がある。

一般的な感染症は、一度感染すると免疫ができる。これは、人が生まれつき持っている免疫の仕組み〝自然免疫〟に対して、〝獲得免疫〟と呼ばれる。獲得免疫は感染症にかかったとき、体内の免疫細胞がその病原体を記憶し、次に同じ病原体に出会ったとき、効果的に排除する仕組みだ。一般的な感染症の場合、基本的にはこの仕組みによって、一度感染するとふたたび発症することがない。

ところが性感染症に関しては、ほとんどの病気で獲得免疫が得られない。そのため完全に治癒した後でも、機会があれば何度でも感染してしまう。

たとえばあなたが性感染症にかかった場合、性的なパートナーも感染している可能性がある。このときあなただけが治療を受け治ったとしても、パートナーと性行為をすればまた感染する。

こうして**パートナー間で感染を繰り返す状況は〝ピンポン（＝卓球）感染〟といわれ、残念ながらめずらしいことではない。完全に治すには、パートナーと一緒に治療することが欠かせない。**

よくみられるのは、自分の感染がわかってもパートナーの女性に症状が出ていないと「うつっていない」「大丈夫だ」と希望的な解釈をしてしまい、パートナーに感染を告白せず、結果としてパートナーが治療を受けないままになってしまうパターンだ。たとえば尿道炎において女性は無症状のケースが多いので、たとえ症状が現れていなくても、受診が必要だ。

女性にうつすと不妊、流産・死産、母子感染させてしまう怖れも

パートナーが女性の場合、性感染症にかかると男性とは異なった問題が生じる。女性特有の問題は、不妊症、妊娠中の感染による流産や死産、母子感染だ。

たとえばクラミジア感染症を女性にうつしてしまった場合、無症状や軽症の場合もあるので、男性側が告げないと女性は感染に気づくことができない。そして治療がおこなわれなければ、不妊症になる可能性がある。また妊娠中に感染した場合は、流産や死産を引き起こしてしまうこともある。

同じく妊娠中の女性に梅毒をうつしてしまった場合、赤ちゃんへの感染率はおよそ60〜80%とされている。妊娠2カ月で感染すると、お腹の赤ちゃんは死亡するか、早産・流産する。また妊娠後期に感染し治療を受けなければ、赤ちゃんは高い確率で先天性梅毒を発症する。出産後に抗生物質で治療するが、半分は治癒するものの、4分の1の赤ちゃんに後遺症が残り、4分の1の赤ちゃんは死亡すると報告されている。

妊娠中に感染しても、きちんと治療を受ければ、先天性梅毒は99％予防できる。気になること、思い当たるふしがあれば、かならずパートナーを検査に連れていこう。

もちろん、性感染症にかかったことをパートナーに告白するのは、誰しも気が重い。患者さんの中には、パートナーに「誰からもらってきたの？」と問い詰められ〝感染ルート〟をめぐってトラブルになったとこぼす人もある。

男性としては、できるだけトラブルを避けたいと思い、事実と異なる苦しい言い訳をするケースもあるだろう。しかし、いずれにしても「感染した事実」と「治療が必要であること」は伝えないわけにはいかない。女性から早期治療の機会を奪ってしまうと、ここでお伝えしたような、大きな被害を与えてしまうかもしれないからだ。観念して告白することが大切だ。

自己判断の治療終了は厳禁！〝治療後検査〟の結果を待て

治療を受けて症状が消えると、「もう大丈夫」と安心して通院をやめてしまうケースがある。忙しい中、通院する時間や労力が惜しいという思いもあるだろう。しかし、これは得策ではない。医師から「病気の治癒」あるいは「治療の終了」をはっきりと伝えられるまで、勝手に治療をやめるべきではない。

表面的な症状が消えても、ウイルスが残存しているケースはめずらしくない。この状態ではほかの人を感染させる可能性があるし、再発して重症化したり、治りにくくなったりするケースも存在する。

たとえば、痛みやかゆみはすっかりよくなり、自分で患部を観察すると、発疹が消え、分泌物も出ていない。そう確認できても、実はひっそりと精巣で炎症が続き、後に男性不妊症になることも考えられる。

治療の終了は、「治療後検査」で陰性を確認した医師によって判断される。治療後検査は、病気によっておこなわれる時期が異なるが、おおよそ治療から2~4週間。それ以前の時期に検査をおこなうと、たとえ治療効果が良好でも、残存した死菌由来の物質（核酸）を検出してしまい、正しく評価できないことがあるためだ。

医師に指定された時期に、しっかり治療後検査を受けること。そしてもし医師から治療後検査を指示されなかった場合は、患者さんのほうからオーダーしてもいい。しっかり治しきることが何より重要だ。

治療をやめると身体の中で薬剤耐性菌をつくり出すことも

「中途半端な治療」は、さらに別の問題も引き起こす。近年、増加している薬剤耐性菌を、自分の身体の中でつくり出し、世の中に放出してしまう危険があるのだ。

薬剤耐性菌とは、それまでは効いていた特定の薬が効かなくなった菌のことをいう。中途半端な服薬治療、つまり用量や飲む期間が不充分だと、体内の菌は弱ったまま残存する。すると菌のほうも生き延びようと必死に抗生物質への抵抗力をつけ、その結果〝耐性〟を獲得してしまうことがある。こうなると、もう以前の抗生物質は効かない。

もちろん再発しても以前の薬で治すことはできず、ほかの薬を試すことになる。また強化された耐性菌を、あなたがほかの人々にばらまき、世の中に広げてしまうことになるかもしれない。

というのも耐性を持った菌は、その薬に殺されない方法を、耐性を持っていないほかの細菌に情報伝達する能力を持っていることがわかっている。この伝達は次々と連鎖していくので、一度耐性菌を生み出してしまうと、あっという間に世の中に蔓延してしまう。

同様のことは、抗ウイルス薬でも起こり得る。現在では、「あの薬も効かない」「この薬も効かない」という多剤薬剤耐性菌、多剤薬剤耐性ウイルスが出現していて、一部の病気の治療を困難にしている。

ときおり「抗生物質は身体によくないから、少なめに飲もう」「症状が消えたら、飲むのをやめてしまおう」と考える人がいる。しかし、そのような行動が、身体の中で菌やウイルスを鍛えてしまう。菌やウイルスが勢力を盛り返すことができないよう充分に叩く、これが重要だ。

まずは自身の身体のため、そしてほかの人々のためにも、薬は指定された用量を指定された期間、きちんと飲みきろう。

何としてもかかりたくない人の徹底予防法

なかなか実現困難な性感染症を防ぐ3つの「NO」！

性感染症の予防法については、「ノーセックス（NO SEX）、セーフセックス（SAFE SEX）、セーファーセックス（SAFER SEX）」と表現されることがある。

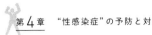

ここでいう「ノーセックス」は、決して性生活を放棄するよう求めているわけではなく、「不特定多数や見知らぬ相手とはセックスをしない」という意味だ。もちろん性風俗サービスの利用も含まれる。

ただしセックスライフは人それぞれ。すべての人に守ってもらうことは難しいだろう。それでも、こういった性的活動をおこなっている人々に、感染が非常に多くみられるという事実は知っておこう。

「セーフセックス」は、両者ともに感染していない状態での、安全なセックスのことだ。性風俗サービスを利用したり、不特定多数の相手とセックスをしたりしていなければ大丈夫、という誤解が多いが、たとえ現在は特定の相手しかいなくても、それぞれが過去のパートナーから感染している可能性がある。

確実な予防のためには、性的関係を持つ前に「今、感染していないこと」を両者が検査によって確認することが望ましいが、これも現実的にはなかなか難しい。

もうひとつの「セーファーセックス」はコンドームを正しく使った、より安全なセックスの勧めだ。コンドームだけですべての性感染症を予防することはできない。しかし、正しく使うことでリスクをかなり低減させることが可能だ。

コンドームに潜む思わぬ〝落とし穴〟

コンドームについては、適切ではない使い方をしている人がめずらしくない。予防的観点からは、以下のポイントに留意したい。

- 入手方法……自分で購入する。ラブホテルなどに置かれているものや人にもらったものは、劣化や破損の恐れがあるので使用しない
- サイズの選び方……使用してみてサイズが合わない場合は、次回からの使用を控える。装着後にはずれやすい場合は、絞りが入った形状のものを選ぶとよい
- 材質の選び方……皮膚がかぶれやすい場合には、ポリウレタン製のものを選ぶ
- 保管方法……直射日光、防虫剤、温度変化に弱いため、それらを避ける。また劣化すると機能も不充分になるので大量の買いだめを控える
- 持ち運び……小さなハードケースに入れることが望ましい。財布の中などに入れっぱなしにすると、こすれにより破損することがあるので注意する
- 装着が必要なケース……性行為全般。オーラルセックスとアナルセックスは、より感染のリスクが高いため、装着するよう心がける
- 装着するタイミング……挿入の直前でなく、勃起したらすぐに装着する
- はずし方……抜け落ちてしまわないよう注意する

B型肝炎、HPVには予防ワクチンという手もある

コンドームの装着に加え、もうひとつ有効な性感染症の予防法として、ワクチン接種が挙げられる。

性感染症のうち、B型肝炎と、尖圭コンジローマなどを引き起こすHPV感染症に対しては、すでに有効なワクチンが開発されている。自身のセックスライフについて「感染リスクが高い」と自覚している場合はとくに、あらかじめ接種を受けておくことがひとつの賢明な予防法になる。

このうちHPVワクチンは、とくに女性にとって非常に重要な意味がある。

180種類以上あるHPVはおもに膣性交によって感染し、性行為経験がある人のすべてが、一生のうちに一度は感染するとされている。

ローリスク型のウイルスの場合、感染は一時的で無症状のケースも多く、また自然に消

失することが多い。しかしハイリスク型ウイルスだと、女性では子宮頸がん、咽頭がん、膣がん、肛門がん、外陰がんの発症につながる可能性がある。

このハイリスク型ＨＰＶのうち、子宮頸がんの発症に関連するウイルスについては、極めて有効なワクチンが存在している。ちなみにこのワクチンは、すでに細胞内にあるウイルスを排除することはできないので、完全な効果を期待するなら、初めて性行為をおこなう前に打つ必要がある。

日本では子宮頸がんの罹患者数、死亡者数ともに増加傾向にある一方、このワクチン接種を国のプログラムとして早期に取り入れたオーストラリア・イギリス・アメリカ・北欧の国々は、感染および前がん病変の発生が有意に低下している。さらに、もっとも進んでいるオーストラリアでは、２０２８年に新規の子宮頸がん患者がほぼいなくなると予測されている。

子宮頸がんの95％以上がＨＰＶによるものであること、そして日本ではワクチンの有効性が91％と確認されていること、また信頼性の高いコクランレビューにおいて全身的、あるいは重篤な副反応のリスクが有意に認められないことから、ＨＰＶワクチンの接種は非常に有益だと考えられる。

またＨＰＶワクチンは、男性にとっても大きなベネフィットがある。当院が使用している９価ＨＰＶワクチン「ガーダシル９／シルガード９」は、ハイリスク型のウイルスを広く対象にしていて、膀胱がん、咽頭がん、尖圭コンジローマの予防に効果があるとともに、ハイリスクＨＰＶに感染して女性にうつす可能性を低減する。今のところ、男性で接種するケースは健康意識の高い人に限られているが、広く接種が望まれるワクチンだ。

また性感染症の予防に関してごく基本的なことだけれど、女性が服用するピルは経口避妊薬で、妊娠を防ぐ効果しかない。ときおり誤解している人があるが、性感染症の予防にはまったく効果がないことを理解しておこう。

巻末の〈APPENDIX〉では、性感染症の自覚症状が出てしまった時に使えるセルフチェックと治療ガイドを掲載している。

幸せを高めるはずの性行為によって、自分とパートナーの健康が脅かされないよう、しっかりと目を通していただきたい。

エピローグ

本書を執筆するに至ったきっかけは、20〜30代の性感染症に悩んでいる方が当クリニックに多くいらっしゃったことです。性感染症について知識がないこと、あるいは誤った知識を持ってしまっていることが原因で、治療が遅れて症状が悪化してしまっている患者さんを多く目にしてきました。

医学的な見地に基づいた正しい知識を発信して、治療が手遅れになる患者さんを減らしたい。そんな思いから、日々の業務の合間を縫って筆を執りました。

ところが、執筆を進めるにつれて、「性感染症以外にも、知識があれば予防できる病気がある。せっかく本を書くなら、より多くの人の役に立つような本にしよう」という気持ちが膨らみ、「大全」という名前がついた分厚い書籍に発展していきました。

本書を最後まで読んでくださった方ならご理解いただけたと思いますが、病気を治療することだけが医療の役割ではありません。病気を未然に防ぎ、より豊かで自分らしい生活をサポートすることも、医療の役割です。

働き盛りのビジネスパーソンにとっては、「クリニック」や「病院」という場所はハードルが高く感じられていたかもしれません。しかし、本書をきっかけに、「ちょっと不安だからサポートをお願いしよう」「健康な生活を続けていくために、何をすればいいか確認してみよう」といった気軽な気持ちでクリニックに足を運んでいただければ何よりです。

最後に、本書を上梓するにあたって、お世話になった方々へのお礼を述べて締めくくりたいと思います。出版社であるクロスメディア・グループの皆様、まめクリニックグループを支えてくださっている多くのスタッフの皆様、原稿をチェックしてくださった張鑫さん、笠原英訓さん、森川貴志さん、佐藤嘉乃さんには感謝しています。

最後に、いつも側で支えてくれている家族に感謝の意を示し、謝辞とさせていただきます。

２０２１年９月吉日

まめクリニックグループ代表　石川雅俊

《参考文献》

▩Michiya Tanimoto, Naokata Ishii, "Effects of low-intensity resistance exercise with slow movement and tonic force generation on muscular function in young men", *Journal of Applied Physiology,* 2006.

▩Gary O'Donovan, I-Min Lee, et al., "Association of "Weekend Warrior" and Other Leisure Time Physical Activity Patterns With Risks for All-Cause, Cardiovascular Disease, and Cancer Mortality", *JAMA Internal Medicine,* 2017.

▩John P.H. Wilding, Rachel L. Batterham, et al., "Once-Weekly Semaglutide in Adults with Overweight or Obesity", *The New England Journal of Medicine,* 2021.

▩Seung-min Park, Daeyoun D. Won., et al., "A mountable toilet system for personalized health monitoring via the analysis of excreta", *Nature Biomedical Engineering,* 2020.

▩Pam A. Muller, Daniel M. Oppenheimer, "The Pen Is Mightier Than the Keyboard: Advantages of Longhand Over Laptop Note Taking", *Psychological Science,* 2014.

▩GBD 2016 Alcohol Collaborators, "Alcohol use and burden for 195 countries and territories, 1990-2016: a systematic analysis for the Global Burden of Disease Study 2016", *The Lancet,* 2018.

▩Jose M. Marin, Santiago J. Carrizo, et al., *"Long-term cardiovascular outcomes in men with obstructive sleep apnoea-hypopnoea with or without treatment with continuous positive airway pressure: an observational study", The Lancet,* 2005.

▩Yoshikazu Johmura, Makoto Nakanishi, et al., "Senolysis by glutaminolysis inhibition ameliorates various age-associated disorders", *Science,* 2021.

▩Mihoko Yoshino, Jun Yoshino, Brandon D. Kayser, et al., "Nicotinamide mononucleotide increases muscle insulin sensitivity in prediabetic women", *Science,* 2021.

▩Amy Berrington de González, Sarah Darby, "Risk of cancer from diagnostic X-rays: estimates for the UK and 14 other countries", *The Lancet,* 2004.

▩「令和元年度 香川県小児生活習慣病予防健診結果の概要（小学生版）」香川県健康福祉総務課／2020年

▩「『生活フィットネス』の性年齢別変化」福永哲夫／体力科学52巻9-16／2003年

▩「睡眠時無呼吸 最近のアプローチ」赤柴恒人／日本内科学会雑誌 100巻 5号／2011年

▩「運動の指標としての，テストステロンと性機能評価 ～運動での突然死，競技成績などに関する考察～」奥井伸雄／日本性機能学会雑誌32巻1号／2017年

▩「性感染症UPDATE」医学のあゆみ 267巻3号／2018年

▩『あなたは死に急いでいる。：人間の寿命、120歳の実証 ボルツ博士の臨床報告』
ウォルター・M・ボルツ［著］，今村光一［訳］／経済界／1991年

▩『人はなぜ老いるのか：老化の生物学』
レオナード・ヘイフリック［著］，今西二郎［訳］／三田出版会／1996年

▩『あらゆる病気は歩くだけで治る！』青柳幸利／SBクリエイティブ／2017年

▩『スマホ脳』アンデシュ・ハンセン［著］，久山葉子［訳］／新潮社／2020年

▩『「100年ライフ」のサイエンス：老化はこうして制御する』日経BP総合研究所（日経BP総研）メディカル・ヘルスラボ［編著］，樂木宏実［監修］／日経ＢＰ／2020年

▩『世界一シンプルで科学的に証明された究極の食事 = The Best Diet : Simple and Evidence-based Guide to Healthy Eating』津川友介／東洋経済新報社／2018年

▩『LOH症候群 加齢男性性腺機能低下症候群診療の手引き』日本泌尿器科学会・日本Men's Health医学会「LOH症候群診療ガイドライン」検討ワーキング委員会／じほう／2007年

▩『ジェネラリストのための性感染症入門』谷崎隆太郎／文光堂／2018年

▩『あなたも名医！外来でどう診る？　性行為感染症：プライマリケア医の悩み・疑問に答えます』
大路剛／日本医事新報社／2018年

▩「FreeStyle リブレLink」アボット／2021年
https://www.abbott.co.jp/media-center/press-releases/02-10-2021.html

放置した場合 自然治癒はしない。ほとんどのケースでエイズを発症する。進行のスピードは人によるが、感染後最初の数年間では毎年１～２％、その後は毎年５～６％、10～11年以内で50％、それ以降は95％以上がエイズになる。HIV感染そのものは致死性疾患ではないものの、エイズに進行するとさまざまな感染症、がん、そのほか脳、心臓、腎臓などの病気によって死に至るため、継続的な治療が欠かせない

放置した場合 自然治癒はしない。Ｂ型肝炎患者の約20％が肝硬変（肝臓の重度の瘢痕化）、もしくは肝臓がんを発症し、Ｃ型肝炎では約20～30％の患者が肝硬変になり、やはり肝臓がん発症のリスクを増大させる。また成人の慢性肝炎は劇症化し、死に至る可能性もあるため早期発見、早期治療が重要になる

〈HIV／エイズ〉

HIV（ヒト免疫不全ウイルス）の感染症。治療をおこなわず重症化して後天性免疫不全症候群を発症した病態がエイズと呼ばれる

おもな症状 感染初期に発熱、発疹、のどの痛み、リンパ節の腫れ、筋肉痛など風邪かインフルエンザのような症状が出る。この急性期が通常３～14日続いた後、軽症期もしくは無症状期が２～15年続く。この期間には疲労感、下痢、発熱、リンパ節の腫れ、カンジダ症による口腔内の白い斑点、帯状疱疹、体重減少、貧血など。エイズを発症するとさらに重篤な症状を現す

感染経路 コンドームを使用しないセックス、オーラルセックス、アナルセックスなど性行為全般をはじめ、体液（おもに血液、精液、膣分泌液、母乳）に触れることで感染する。涙、尿、唾液から感染することは極めて稀。また注射器の共有や入れ墨・タトゥーを入れる際に針を共有したことによる感染、あるいは母子感染もみられる

潜伏期間 感染初期は３～14日、無症状期は２～15年

検査可能な時期 精密検査は疑いのある接触から２週間以上、迅速検査は４週間以上経過していれば可能

検査と治療 検査では血液を採取しHIVの抗体・抗原検査をおこなう。HIVに対する治療は、複数の抗レトロウイルス薬を組み合わせて服用する。またHIV患者が感染しやすい病気に対する複数のワクチンを接種する必要もある

15分程度、精密検査は３日程度で結果が判明する。またHIVを含むほかの性感染症と重複感染している可能性があるので、それらの検査も必要になる。治療は抗生物質の内服

放置した場合 自然治癒はしない。症状が出たり消えたりしながら進行し、入院治療が必要になる。また数年から十数年で脳の障害、手足の麻痺、失明など重篤な状態に陥る可能性があるので早期の治療が重要

〈Ｂ型肝炎・Ｃ型肝炎〉

肝臓に炎症を起こすウイルスの感染症。ウイルスにはＡ型、Ｂ型、Ｃ型、Ｄ型、Ｅ型があり、このうちＢ型とＣ型は性行為で感染する可能性がある。性器などに局所的な症状は現れず全身症状のみなので、自分では性行為感染症と気づきにくい

おもな症状 継続する全身のだるさ、疲労感、食欲不振、吐き気、嘔吐、下痢など

感染経路 コンドームを使用しないセックス、オーラルセックス、アナルセックスなど性行為全般による体液、血液を介した感染。また注射器の共有や入れ墨・タトゥーを入れる際に針を共有したことによる感染

潜伏期間 Ｂ型は２～３カ月、Ｃ型は２週間～３カ月

検査可能な時期 Ｂ型肝炎の場合、精密検査は疑われる接触から35日、迅速検査は２カ月、Ｃ型肝炎の場合、精密検査は24日、迅速検査は３カ月以上経過していれば可能

検査と治療 検査では血液を採取しウイルスの抗体や遺伝物質、肝機能を調べる。またＢ型、Ｃ型、Ｄ型の肝炎およびHIVは併存している場合が多いので、それらの検査も受けたほうがよい。治療はかならずしも必要ではないが、肝傷害の程度によっては抗ウイルス薬を服用し、ウイルスの活動抑制と肝臓のさらなる炎症や瘢痕化を予防する

しまうと治療が難しくなる。また妊娠中の女性にうつすと子どもが産道感染するリスクがある。感染した場合は早期の治療を心がけるとともに、男女ともに適切な時期に有効なワクチンを接種して予防することが望まれる

〈梅毒〉

トレポネーマパリダムという菌に感染して発症する、非常に感染力が強い疾患。全身に菌が広がるため症状は多彩だが、性器や全身にみられる赤い斑点が特徴的。一度症状が消失した後にも体内で増殖を続けるため、治療をおこなわないと長い経過をたどって重篤な状態になる。近年急増しているため注意が必要

おもな症状　第1期では性器や肛門、口やその周辺にできる無痛性のしこり、潰瘍、リンパ節の腫れなど。これらが消失した後、第2期では典型的な症状として手のひらや足の裏をはじめ全身に、左右対称で境界明瞭な赤い皮疹が出る。ほかに発熱、頭痛、疲労感、口腔内の炎症、脱毛、また約10%の患者には性器や肛門に扁平コンジローマという病変ができる。さらに晩期になると皮膚、筋肉、骨をはじめさまざまな臓器にゴムのような腫瘍ができ、最後は心臓・血管、脳・神経などあらゆる臓器が侵される

感染経路　セックス、オーラルセックス、アナルセックスなど性行為全般による粘膜、皮膚接触をはじめ、口唇や口腔内、陰部に活動性の病変がある場合は、キスや触れるだけでも感染する可能性がある

潜伏期間　第1期発症までは平均3週間。比較的ゆるやかに発症する

検査可能な時期　迅速検査の場合、疑われる接触から2カ月以上経過していれば検査可能。精密検査の場合は4週間以上

検査と治療　検査は血液を採取しておこなう血清検査。迅速検査は

悪化して尿道が狭くなり排尿困難になるケースがみられる。女性の場合、悪化すると不妊症や早産、流産をまねくことがあるため、うつさないよう注意が必要

〈尖圭コンジローマ〉

ヒトパピローマウイルス（HPV）が、性器の粘膜や皮膚の小さな傷口から侵入して感染する。180種類以上あるHPVのうち、ローリスク型の感染によるもの。ハイリスク型のHPVは、子宮頸がん、咽頭がん、陰茎がん、膣がん、肛門がん、外陰がんの発症に強く関連している。HPVは、性交経験がある人のすべてが人生で一度は感染するともいわれている

おもな症状 性器や肛門、その周囲に、大きさが１～３ミリほどの先が尖っているイボができ、ニワトリのトサカ状、あるいはカリフラワー状に増殖していく。多くの場合、痛みやかゆみはほとんどない。また感染していても無症状のケースがある

感染経路 セックス、オーラルセックス、アナルセックスなど性行為全般による粘膜、皮膚接触

潜伏期間 ３週間～８カ月

検査可能な時期 疑わしい接触から４週間以上経っていれば検査可能

検査と治療 綿棒で患部をこすり、ウイルス検査を実施。結果は１週間ほどで判明する。またHIVに感染しているとHPV関連のがんを発症しやすいので、HIVを含むほかの性行為感染症の検査も勧められる。治療はウイルスの活動を抑制する外用薬、液体窒素によるイボの凍結排除、電気・レーザーメスによる焼灼など。また再発率が高く、治療終了後３カ月以内に25％が再発。最低３～６カ月は観察が必要になる

放置した場合 感染者の約90％は、２年以内に自然にウイルスが排除されるというデータもあるが、悪化してイボが尿道や肛門に広がって

感染経路 自己感染の場合は、免疫力の低下や抗生物質の服用が原因となる。包茎、糖尿病の人、ステロイドの利用者もかかりやすい。また他者との接触感染の場合は、コンドームを使わないセックス、オーラルセックス、アナルセックスがおもな感染経路。ただし感染力はあまり強くないので、シャワーなどで清潔を保つことが有効な予防になる

潜伏期間 接触感染の場合は３日～１週間前後

検査可能な時期 疑わしい接触から24時間以上経っていれば検査可能

検査と治療 病変部を綿棒でこすって培養し、結果は１週間前後で判明。治療は抗真菌薬の外用

放置した場合 非常に軽症である場合は自然治癒するケースもみられるが、かゆみや痛み、分泌物などの症状が生じている場合は投薬治療が必要。放置すると慢性化してしまうケースがある

〈トリコモナス症〉

トリコモナス原虫という小さな寄生虫が原因の性感染症。クラミジア感染症や淋菌感染症との判別が難しい。性行為以外でも感染するので、性的な体験がない人や幼児でも罹患する可能性がある

おもな症状 尿道の痛み、かゆみ、違和感。ただし男性の大半、女性の半数が無症状

感染経路 セックス、オーラルセックス、アナルセックスなど性行為全般のほか、下着、タオル、石鹸、便器、浴槽などからも感染する

潜伏期間 10日前後

検査可能な時期 疑わしい接触から24時間以上経っていれば検査可能

検査と治療 検査は顕微鏡による鏡検、尿の培養。結果は１週間程度で判明。治療は抗原虫薬の内服。服用中はアルコールの分解遅延が起こるので、投薬治療中はかならず禁酒する

放置した場合 精巣上体炎に進行して不妊症になるケース、尿道炎が

することが多い

おもな症状 性器、肛門、口やその周辺に、ブツブツ、水ぶくれ、できもの、しこり、赤い発疹、ただれ、かぶれ、カサつき、皮がむける、赤くなる、などの症状が出現する。痛みが強く、鼠径部《そけいぶ》のリンパ節にも痛みをともなう腫れがみられるケースがある。また初回の感染では、発熱などの合併症もみられる一方、無症状の感染者も多くみられる

感染経路 感染者との接触により粘膜や傷ついた皮膚から感染する。コンドームを使わないセックス、オーラルセックス、アナルセックスがおもな感染ルート。キスでも感染するので注意が必要

潜伏期間 初回感染の場合は5～10日前後。比較的、急激に発症する

検査可能な時期 疑わしい接触から24時間以上経っていれば検査可能

検査と治療 検査は水泡内容物による抗原検査、およびPCR検査。結果は抗原検査では15分程度、PCR検査では1週間前後で判明。治療は抗ウイルス薬を内服し、ウイルスの活動を抑制する

放置した場合 水ぶくれや発疹の痕が残る、他者に感染させてしまうなどのリスクがある。またHIVへの感染リスクが高まることに留意しておく必要がある

〈カンジダ症〉

カンジダ菌という真菌の感染症で、無症状の場合も多い。カンジダ菌は健康な人の性器や皮膚、口腔内、直腸などさまざまな部位に存在する常在菌で、これが免疫力の低下などで増殖した場合（自己感染）や、増殖した人との接触感染で発症する

おもな症状 亀頭や陰茎の水ぶくれ、ただれ、かぶれ、カサつき、皮がむける、赤くなる。尿道の痛み、かゆみ、違和感など。炎症が悪化すると尿道から白いカスのような分泌物がみられることもある

感染リスクが飛躍的に高まるので注意が必要

〈非クラミジア性非淋菌性感染症〉

マイコプラズマ、ウレアプラズマなどの細菌による感染症で、クラミジア感染症に似た症状をあらわす。クラミジアおよび淋菌の検査が陰性の場合、この病気が疑われる。性器への感染のほか、のどや口腔にも感染する

【おもな症状】性器に感染した場合は、尿道のかゆみ、ムズムズ、違和感。排尿時の痛み、熱感、しみる感覚。膿の分泌。睾丸の痛み、腫れ。口に感染した場合は、口腔内や口のまわりの痛み、腫れ、違和感、咳など

【感染経路】感染者とのコンドームを使わないセックス、オーラルセックス、アナルセックスをはじめ、のどの場合は感染者とのディープキスでも感染する

【潜伏期間】１～５週間前後

【検査可能な時期】疑わしい接触から24時間以上経っていれば検査可能

【検査と治療】検査方法は尿検査、およびうがい液のPCR検査。結果がわかるまで１～２週間前後。治療は抗生物質の内服

【放置した場合】自然治癒はしない。放置すると慢性的な前立腺炎や精巣上体炎に進行して不妊症になるケース、尿道が炎症を起こして狭くなり排尿困難になるケースがみられる

〈ヘルペス症〉

単純ヘルペス１型および２型への感染症。「性器ヘルペス症」あるいは「口唇ヘルペス症」を発症し、髄膜炎や脳炎を引き起こすこともある。治療ではすべてのウイルスを死滅させることができないため、一度感染すると体内に半永久的に残り続け、疲労やストレスなどにより再発

〈淋菌感染症〉

淋菌への感染症。排尿時に強い痛みが生じる場合は淋菌感染症の可能性が高い。性器に症状が出る「性器淋菌感染症」と「咽頭淋菌感染症」がある。感染力が強いため、性的な接触がなくてもうつる可能性がある

おもな症状　性器に感染した場合は、尿道の強い痛みが特徴的。ほかにかゆみ、ムズムズ、違和感。排尿時の痛み、熱感、しみる感覚、黄白色の膿の分泌。睾丸の痛み、腫れ。口に感染した場合は、口腔内や口のまわりの痛み、腫れ、違和感、咳など、風邪との判別が難しい。菌が直腸や全身に広がった場合は、下痢や血便、身体の節々の痛みなど。男性は痛みが強く、女性は無症状の傾向がある

感染経路　感染者とのコンドームを使わないセックス、オーラルセックス、アナルセックスをはじめ、のどの場合は感染者とのディープキスでも感染する。感染力が強いため、感染した相手の粘膜を触ったあと、手指を介して感染するケースも

潜伏期間　２日～１週間前後。比較的、急激に発症する

検査可能な時期　疑わしい接触から24時間以上経っていれば検査可能

検査と治療　検査方法は性器に症状が出ている場合は尿検査。または分泌物を採取するぬぐい検査。結果は30分程度で判明する。のどに症状が出ている場合は、うがい液のPCR検査をおこない、３日程度で結果がわかる。治療は抗生物質の内服や点滴。性器への感染者のうち男性の30％、女性の70％はのどにも感染しているので検査が必要。また淋菌感染者の３割はクラミジアにも感染していると報告されているため、重複感染の検査が勧められる

放置した場合　自然治癒はしない。痛みが強いため通常は放置できないが、もし治療しないと前立腺炎や精巣上体炎を発症し、無精子症になる場合もある。またクラミジアや梅毒、HIVなど、ほかの性感染症への

STEP 2

病気の特徴を詳しく知って受診・治療の参考に！

〈クラミジア感染症〉

クラミジア・トラコマチス菌の感染症。性感染症の中でもっとも多くみられる疾患。比較的おだやかな症状で、無症状の患者も多い。感染部位により「性器クラミジア感染症」「咽頭クラミジア感染症」がある

おもな症状　性器に感染した場合は、尿道のかゆみ、ムズムズ、違和感。排尿時の痛み、熱感、しみる感覚、透明な膿。睾丸の痛み、腫れ。のどに感染した場合は、口腔内や口のまわりの痛み、腫れ、違和感、咳など

感染経路　感染者とのコンドームを使わないセックス、オーラルセックス、アナルセックスが主な感染ルート。のどに感染している相手とのオーラルセックスやディープキスでも感染する

潜伏期間　1～3週間。比較的ゆるやかに発症する

検査可能な時期　疑わしい接触から24時間以上経っていれば検査可能

検査と治療　検査方法は、性器に症状がある場合は尿検査。結果は迅速検査では30分程度、精密検査では3日程度で判明する。のどの場合は、うがい液のPCR検査。治療は抗生物質の内服。感染者はHIVの感染率が通常の3～4倍という報告もあるのでHIVの検査も受けるとよい

放置した場合　自然治癒はしない。放置した場合は慢性的な尿道炎、前立腺炎につながるケースが多くみられる。また男性不妊の原因になるという指摘もされている。感染すると淋病をはじめ、梅毒、HIVなど完治不能な病気への感染リスクも飛躍的に高まるので注意が必要

▶肛門・性器の周囲

□ヒリヒリした痛み、かゆみがある

➡ヘルペス症、梅毒

□イボやしこりができている

➡ヘルペス症、尖圭コンジローマ、梅毒

▶のど・口

□痛み、腫れ、違和感がある、咳が出る

➡クラミジア感染症、淋菌感染症、非クラミジア性非淋菌性感染症

□口のまわりや中のただれ、できもの、舌の痛み、違和感

➡口唇ヘルペス、梅毒、HIV／エイズ

▶全身症状

□体のあちこちに赤い斑点が出ている

➡梅毒

□蕁麻疹が出ている

➡梅毒、HIV／エイズ

□熱、筋肉痛など風邪のような症状がある

➡クラミジア感染症、淋菌感染症、非クラミジア性非淋菌性感染症、HIV／エイズ

□全身のだるさ、疲労感、食欲不振、吐き気、嘔吐、下痢などが続いている

➡B型・C型肝炎、HIV／エイズ

▶陰茎（皮膚）

□ブツブツ、水ぶくれ、できものができた

➡ヘルペス症、尖圭コンジローマ

□痛み、かゆみ、腫れ、違和感がある

➡ヘルペス症、カンジダ症

□赤くなっている、かゆみ、かぶれ、発疹がある

➡ヘルペス症、カンジダ症

□カサついている、傷がある

➡カンジダ症

□赤い発疹、赤い斑点が出てきた

➡梅毒

▶亀頭（皮膚）

□痛み、かゆみ、ただれ、かぶれ、カサついている、皮がむけている

➡ヘルペス症、カンジダ症

□イボ、水ぶくれ、しこり、できものができている

➡ヘルペス症、尖圭コンジローマ、梅毒

□赤くなっている、赤い斑点やブツブツがある

➡ヘルペス、カンジダ症、尖圭コンジローマ、梅毒

▶陰嚢《いんのう》・睾丸《こうがん》

□陰嚢がかゆい

➡ヘルペス症

□陰嚢にイボ、ブツブツができている

➡ヘルペス症、尖圭コンジローマ

□睾丸が痛い、腫れている

➡クラミジア感染症、淋菌感染症

自覚症状が現れ不安になったら、次の２段階ガイドを参考にした上で医療機関を訪ね、診察を受けよう。重複感染や、性感染症以外の病気の可能性もあるので、自己診断はくれぐれも禁物だ。

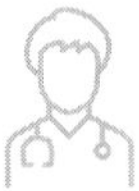

▼

STEP 1

症状をもとに、どの病気に感染した可能性があるかを調べる

STEP 2

それらの病気について予後や治療法、受診のポイントを理解する

STEP 1

症状から“可能性のある病気”を知る！

性感染症セルフチェック

Q.　症状が出ている部位はどこですか？　以下から該当する部位を選び、当てはまる症状から、感染が疑われる病気を把握しよう。

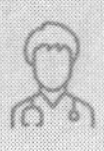

▶尿道

□かゆい、ムズムズとうずく、違和感がある

➡クラミジア感染症、淋菌感染症、非クラミジア性非淋菌性感染症、トリコモナス症

□排尿時に痛い、しみる、熱感がある、膿のようなものが出る

➡クラミジア感染症、淋菌感染症、非クラミジア性非淋菌性感染症

最低限
知っておきたい

性感染症セルフチェック
&
性感染症ガイド

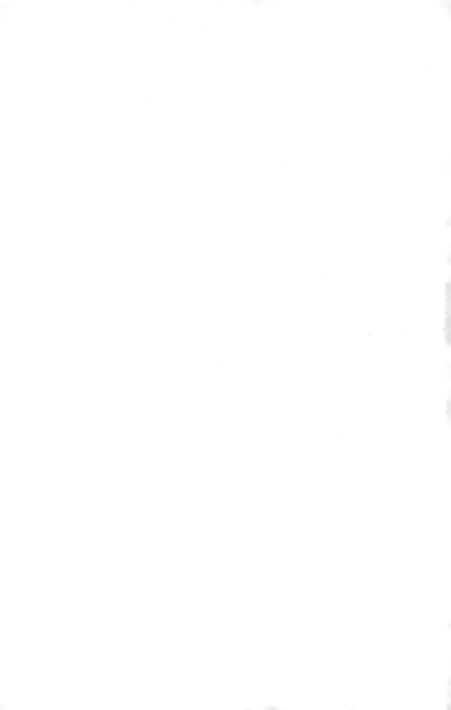

【著者略歴】
石川雅俊（いしかわ・まさとし）
まめクリニックグループ代表
医師・博士（医療福祉経営学）・修士（公衆衛生学）
1979年静岡県湖西市生まれ。2005年筑波大学医学専門学群卒業。卒後臨床研修を経て、KPMGヘルスケアジャパン株式会社に参画、2012年マネジャー。2014年より国際医療福祉大学大学院医療経営管理分野准教授、厚生労働省医政局総務課課長補佐、ハーバード大学武見フェローを経て現職。東京医療保健大学特任教授、筑波大学医学医療系客員准教授、KPMGヘルスケアジャパン株式会社政策・マネジメントアドバイザー、複数のスタートアップ顧問、神奈川県顧問等を兼務。著書に『200万円からはじめるクリニック開業』（クロスメディア・パブリッシング）等がある。

まめクリニック ウェブサイト
https://mame-clinic.jp

男《おとこ》のヘルスマネジメント大全《たいぜん》

2021年9月21日 初版発行

発行 **株式会社クロスメディア・パブリッシング**
発行者 小早川 幸一郎
〒151-0051 東京都渋谷区千駄ヶ谷4-20-3 東栄神宮外苑ビル
https://www.cm-publishing.co.jp
■本の内容に関するお問い合わせ先 …………………… TEL (03)5413-3140 ／ FAX (03)5413-3141

発売 **株式会社インプレス**
〒101-0051 東京都千代田区神田神保町一丁目105番地
■乱丁本・落丁本などのお問い合わせ先 ……………… TEL (03)6837-5016 ／ FAX (03)6837-5023
service@impress.co.jp
（受付時間 10:00～12:00、13:00～17:00 土日・祝日を除く）
※古書店で購入されたものについてはお取り替えできません
■書店／販売店のご注文窓口
株式会社インプレス 受注センター ……………………… TEL (048)449-8040 ／ FAX (048)449-8041
株式会社インプレス 出版営業部 ……………………………………………… TEL (03)6837-4635

カバーデザイン 齋藤稔（G-RAM）
本文デザイン・DTP 安井智弘
印刷・製本 株式会社シナノ
ISBN 978-4-295-40602-0 C0030